全国高等院校医学整合教材

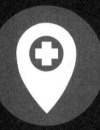

泌尿系统与男性生殖系统

翁启芳 主编

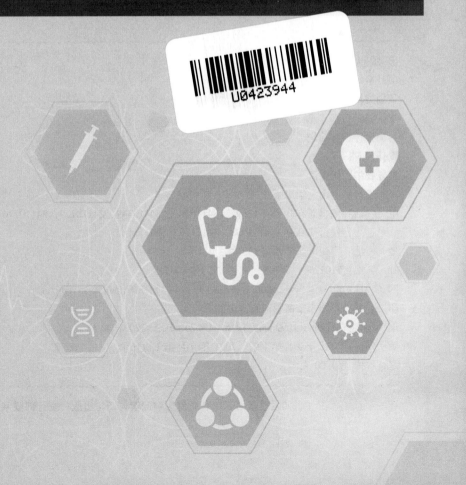

中山大学出版社
·广州·

版权所有　翻印必究

图书在版编目（CIP）数据

泌尿系统与男性生殖系统/翁启芳主编. —广州：中山大学出版社，2021.9
（全国高等院校医学整合教材）
ISBN 978-7-306-07142-2

Ⅰ.①泌… Ⅱ.①翁… Ⅲ.①泌尿系统疾病—诊疗—医学院校—教材 ②男性生殖器疾病—诊疗—医学院校—教材　Ⅳ.①R69②R697

中国版本图书馆 CIP 数据核字（2021）第 039311 号

出 版 人：王天琪
项目策划：徐　劲
策划编辑：吕肖剑
责任编辑：张　蕊
封面设计：林绵华
责任校对：罗永梅
责任技编：何雅涛
出版发行：中山大学出版社
电　　话：编辑部 020 - 84111997，84110283，84113349，84110779，84110776
　　　　　发行部 020 - 84111998，84111981，84111160
地　　址：广州市新港西路 135 号
邮　　编：510275　传　　真：020 - 84036565
网　　址：http://www.zsup.com.cn　E-mail：zdcbs@mail.sysu.edu.cn
印 刷 者：广州市友盛彩印有限公司
规　　格：787mm×1092mm　1/16　13.25 印张　320 千字
版次印次：2021 年 9 月第 1 版　2021 年 9 月第 1 次印刷
定　　价：54.00 元

如发现本书因印装质量影响阅读，请与出版社发行部联系调换

本书编委会

主　审：易西南
主　编：翁启芳
副主编：陆海霞　汪坤菊　王明华
编　者（按姓氏笔画排序）：
　　　　王金花　右江民族医学院
　　　　李　海　右江民族医学院
　　　　李祎莹　海南医学院
　　　　杨园园　右江民族医学院
　　　　张彩彩　海南医学院
　　　　林明琴　海南医学院
　　　　黄海铃　右江民族医学院
　　　　黄凌凌　右江民族医学院

Preface 前言

2012年，我国实施了"卓越医生教育培养计划"（Physician education and training program of excellence），其精髓就是通过教育体制和教学模式的改革，培养一大批高水平医师，提高我国医学创新能力和国际竞争力。在此背景下，我们开展了卓越医生培养的基础医学课程改革试点班，已培养了六届学生。该试点班打破以往医学传统教学的模式，采用的是以器官系统为基础的课程体系，结合以问题为导向的教学方法（problem-based learning，PBL），促进由"教师教为主"转向"学生学为主"的教育教学理念的改变。

2018年9月，教育部等多部委联合发布《关于加强医教协同实施卓越医生教育培养计划2.0的意见》，启动了新医科建设，提出全面建立以"5+3"为主体的具有中国特色的医学人才培养体系，健全医教协同育人机制。本教材遵循"三基"（基本理论、基本知识、基本技能）、"五性"（科学性、启发性、思想性、先进性、实用性）和"三特定"（特定对象、特定要求、特定限制）的指导原则，结合试点班积累的教学经验，顺应新的医学教育改革需要，借助新信息技术化教学平台在教学中的应用，展现医学基础知识的重要性，突显基础与临床相衔接且融入思想政治教育的特色，是以器官系统为基础的课程体系。《泌尿系统与男性生殖系统》一书的编写就是在这个大前提下进行的。

本教材高度融合了两个系统（泌尿系统与男性生殖系统）的解剖学、组织胚胎学、生理功能学、病理学、药理学等基础医学学科内容，注重各学科知识的联系交叉与渗透，突出知识的系统性、完整性和连贯性，尽量减少不必要的冗余与重复，力求语言简洁，图文并茂。学生以本教材的章节小结和课后习题进行自主学习，借助基础医学整合 PBL 课程的案例分析讨论，激发求学的主动性，促进学生以基本问题为起点，联系医学基础知识、基础理论，展现两个系统的正常结构功能－异常结构功能－疾病发生过程的机制－疾病相关药物作用机制等思考路径，善于独自探究问题以及团队协作学习，逐步拓展衔接到临床知识的应用，从而构建缜密、科学、严谨的泌尿系统和男性生殖系统的知识体系。

本教材共分为两部分八章，从 2019 年春开始准备，历时一年多的时间成稿。编者来自全国的多所医学院校，均为有丰富教学经验的学者。在本教材即将付梓之际，谨向在编写过程中付出艰辛努力的各位编委，以及支持本教材编撰工作的其他相关人员表示由衷的感谢。

本教材适用于不同层次临床医学专业学生，也可作为执业医师考试和住院医师规范培训的基础教材。期望本教材的出版与使用，能使医学生和相关专业的教师和医师受益，并能为我国医学整合教材的建设添砖加瓦。

由于编者的知识、水平和经验有限，本教材有许多不尽如人意之处，错漏和不当可能难免，敬请广大同行专家、教师、医师和同学们提出宝贵意见与建议。

Contents 目　录

第一部分　泌尿系统

第一章　泌尿系统解剖 ……………………………………………………………… 3
　第一节　肾 …………………………………………………………………………… 3
　　一、肾的形态、位置和毗邻 ……………………………………………………… 3
　　二、肾的被膜 ……………………………………………………………………… 4
　　三、肾的剖面结构 ………………………………………………………………… 6
　　四、肾的血管、淋巴管和神经支配 ……………………………………………… 6
　　五、肾单位 ………………………………………………………………………… 8
　　六、集合管 ………………………………………………………………………… 15
　　七、球旁复合体 …………………………………………………………………… 16
　　八、肾间质 ………………………………………………………………………… 17
　　九、肾内血管 ……………………………………………………………………… 17
　第二节　输尿管道 …………………………………………………………………… 20
　　一、输尿管 ………………………………………………………………………… 20
　　二、膀胱 …………………………………………………………………………… 23
　　三、女性尿道 ……………………………………………………………………… 26
　第三节　泌尿系统的发生 …………………………………………………………… 28
　　一、肾和输尿管的发生 …………………………………………………………… 29
　　二、膀胱和尿道的发生 …………………………………………………………… 31
　　三、常见畸形 ……………………………………………………………………… 32

第二章　泌尿系统的功能及其调节 ………………………………………………… 35
　第一节　尿生成的过程及决定和影响尿生成的因素 ……………………………… 35
　　一、肾小球的滤过 ………………………………………………………………… 35

二、肾小管和集合管的物质转运功能 …… 40
　　三、尿液的浓缩和稀释 …… 47
第二节　肾血流量及尿生成的调节 …… 52
　　一、肾血流量的调节 …… 52
　　二、尿生成的调节 …… 53
　　三、尿生成调节的生理意义 …… 57
第三节　清除率 …… 59
　　一、清除率的概念及计算方法 …… 59
　　二、测定清除率的意义 …… 60
第四节　尿的排放 …… 62
　　一、尿液的组成与理化特性 …… 62
　　二、排尿反射 …… 63
　　三、排尿异常 …… 64

第三章　泌尿系统疾病病理 …… 69

第一节　肾小球疾病 …… 69
　　一、病因与发病机制 …… 70
　　二、基本病理变化 …… 73
　　三、临床与病理联系 …… 74
　　四、类型与病理特点 …… 76
第二节　肾小管间质性肾炎 …… 86
　　一、肾盂肾炎 …… 86
　　二、药物和中毒引起的肾小管间质性肾炎 …… 89
第三节　肾和膀胱常见肿瘤 …… 90
　　一、肾细胞癌 …… 90
　　二、肾母细胞瘤 …… 91
　　三、尿路与膀胱上皮肿瘤 …… 92
第四节　肾功能不全 …… 96
　　一、肾小球滤过功能障碍 …… 96
　　二、肾小管和集合管功能障碍 …… 96
　　三、肾脏内分泌功能障碍 …… 97
第五节　急性肾功能衰竭 …… 97
　　一、急性肾功能衰竭分类和病因 …… 98
　　二、急性肾功能衰竭发病机制 …… 98
　　三、急性肾功能衰竭临床发病进程分期与功能代谢变化 …… 99
　　四、急性肾功能衰竭临床防治原则 …… 100
第六节　慢性肾功能衰竭 …… 101
　　一、慢性肾功能衰竭病因 …… 101

二、慢性肾功能衰竭发病机制 …………………………………… 101
　　三、慢性肾功能衰竭临床发病进程分期与功能代谢变化 ………… 102
　　四、慢性肾功能衰竭临床防治原则 ……………………………… 105
　第七节　肾脏和其他系统疾病的关联 …………………………………… 106
　　一、高血压肾损害 …………………………………………… 106
　　二、糖尿病肾病 ……………………………………………… 107
　　三、肝肾综合征 ……………………………………………… 109

第四章　作用于泌尿系统的药物 ……………………………………… 113
　第一节　利尿药 ………………………………………………………… 113
　　一、利尿药的分类 …………………………………………… 113
　　二、利尿药的作用机制 ……………………………………… 113
　　三、常用的利尿药 …………………………………………… 114
　第二节　脱水药 ………………………………………………………… 117
　　一、甘露醇 …………………………………………………… 117
　　二、山梨醇 …………………………………………………… 117
　　三、高渗葡萄糖 ……………………………………………… 117
　第三节　治疗排尿功能障碍的药物 ……………………………………… 117
　　一、治疗储尿期功能障碍的药物 …………………………… 118
　　二、治疗排尿期功能障碍的药物 …………………………… 119

第二部分　男性生殖系统

第五章　男性生殖系统的解剖 …………………………………………… 125
　第一节　睾丸 …………………………………………………………… 125
　　一、睾丸的位置和形态 ……………………………………… 125
　　二、睾丸的内部结构 ………………………………………… 125
　　三、睾丸的血管、淋巴管和神经 …………………………… 126
　　四、生精小管 ………………………………………………… 128
　　五、睾丸间质 ………………………………………………… 132
　　六、直精小管和睾丸网 ……………………………………… 132
　　七、睾丸功能的内分泌调节和年龄性变化 ………………… 133
　第二节　输精管道 ……………………………………………………… 133
　　一、附睾 ……………………………………………………… 133
　　二、输精管 …………………………………………………… 136
　　三、射精管 …………………………………………………… 137
　第三节　附属腺 ………………………………………………………… 138

一、精囊 ··· 138
　　　二、前列腺 ··· 140
　　　三、尿道球腺 ··· 142
　第四节　阴囊 ··· 142
　　　一、阴囊的形态结构和位置 ····································· 142
　　　二、阴囊的血管、淋巴管和神经 ································ 143
　第五节　阴茎 ··· 144
　　　一、阴茎的形态和分部 ·· 144
　　　二、阴茎的血管、淋巴管和神经 ································ 145
　　　三、阴茎的组织结构 ··· 145
　第六节　男性尿道 ·· 146
　　　一、男性尿道的分部 ··· 146
　　　二、男性尿道的血管、淋巴管和神经 ························· 148
　第七节　男性生殖系统的发生 ··· 149
　　　一、生殖腺的发生 ·· 149
　　　二、生殖管道的发生 ··· 151
　　　三、外生殖器的发生 ··· 152
　　　四、常见畸形 ··· 152

第六章　男性生殖系统功能及其调节 ····························· 156
　第一节　睾丸的功能 ··· 156
　　　一、睾丸的生精功能 ··· 156
　　　二、睾丸的内分泌功能 ·· 157
　第二节　睾丸功能的调节 ·· 159
　　　一、下丘脑-腺垂体-睾丸轴的调节 ··························· 160
　　　二、睾丸内的局部调节 ·· 161
　第三节　男性不育症及男性节育 ····································· 161
　　　一、男性不育症 ··· 161
　　　二、男性节育 ··· 161

第七章　男性生殖系统疾病病理 ····································· 164
　第一节　前列腺疾病 ··· 164
　　　一、良性前列腺增生 ··· 164
　　　二、前列腺癌 ··· 165
　第二节　睾丸肿瘤 ·· 167
　第三节　阴茎病变 ·· 168
　　　一、阴茎尖锐湿疣 ·· 168
　　　二、阴茎肿瘤 ··· 169

第八章　作用于男性生殖系统的药物 …… 171
　第一节　治疗良性前列腺增生的药物 …… 171
　　一、α_1-肾上腺素受体阻断药 …… 172
　　二、5α-还原酶抑制剂 …… 172
　　三、雄激素受体阻断药 …… 173
　第二节　治疗勃起功能障碍的药物 …… 173
　　一、非激素类药物 …… 174
　　二、雄激素类药 …… 176

参考文献 …… 178

彩　图 …… 181

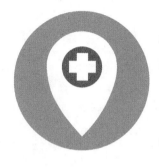

第一部分 | 泌尿系统

泌尿系统（urinary system）由肾、输尿管、膀胱和尿道4部分组成（图 i）。临床上，肾和输尿管称上尿路，膀胱和尿道称下尿路。肾是人体产生尿液的重要器官，此外，肾还具有内分泌作用。输尿管为输送尿液至膀胱的管道。膀胱为暂时储存尿液的器官，当尿液积存到一定量时，再经尿道排出体外。泌尿系统的主要功能是排出机体新陈代谢中产生的废物（如尿素、尿酸）和多余的水，保持机体内环境的平衡和稳定。

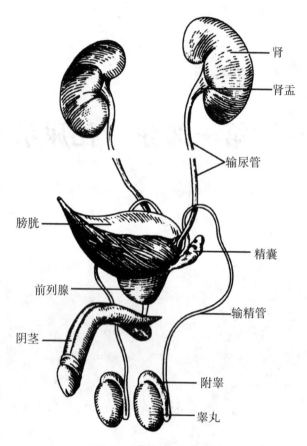

图 i　男性泌尿生殖系统

第一章　泌尿系统解剖

第一节　肾

一、肾的形态、位置和毗邻

(一) 肾的形态

肾 (kidney) 是成对的实质性器官，左、右各一，形似蚕豆，新鲜时呈红褐色，质地柔软，表面光滑。肾的大小因人而异，重 134～150 g，男性肾脏略比女性重。肾长约 10 cm，宽约 5 cm，厚约 4 cm。左肾较右肾略长、略厚和略重。肾可分为上、下两端，前、后两面和内、外侧两缘。上端宽而薄，下端窄而厚。前面较凸，朝向前外侧，后面平坦，贴近腹后壁。外侧缘隆凸，内侧缘中部凹陷，称为肾门 (renal hilum)，是肾动脉、肾静脉、肾盂、神经和淋巴管出入肾的部位。出入肾门的结构被结缔组织包裹形成肾蒂 (renal pedicle)，由于右肾靠近下腔静脉，故右侧肾蒂较左侧短。因此，临床上右侧肾切除比左侧难度大。肾蒂内主要结构的排列关系，从前向后依次为肾静脉、肾动脉、肾盂，由上向下为肾动脉、肾静脉、肾盂。由肾门深入肾实质内凹陷形成的腔隙称为肾窦 (renal sinus)，其内有肾动脉的分支、肾静脉的属支、肾小盏、肾大盏、肾盂、神经、淋巴管和脂肪组织等。肾窦的开口为肾门（图 1-1）。

(二) 肾的位置

肾位于脊柱腰部的两侧，腹

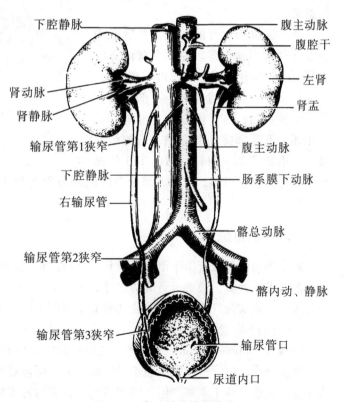

图 1-1　肾、输尿管和膀胱

膜后方，前面盖有肾的被膜及腹膜，是腹膜外位器官。由于肾筋膜的前后两层在下端是敞开的，所以，肾一般可随呼吸运动和体位变化有轻微的上下移动。肾的长轴斜向下外方，上端距离脊柱较近，距正中线平均为 3.8 cm；下端较远，距正中线平均为 7.2 cm。因受肝的影响，右肾略低于左肾（图 1-2）。左肾上端平第 11 胸椎体下缘，下端平第 2 腰椎体下缘。右肾上端平第 12 胸椎体上缘，下端平第 3 腰椎体上缘。第 12 肋斜越左肾后面的中部，右肾后面的上部。肾门约平第 1 腰椎体平面，距正中线外侧约 5 cm（图 1-2）。女性肾低于男性肾半个椎体，儿童肾低于成人肾。竖脊肌外侧缘与第 12 肋之间形成的夹角处，称为肾区（kidney area）或脊肋角（rib angle），它是肾门在腰背部的体表投影，某些肾病患者，叩击或触压该区常可引起疼痛。

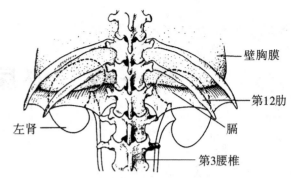

图 1-2　肾与肋骨、椎骨的关系

（三）肾的毗邻

肾的病变可影响到邻近器官，而邻近器官的病变也可波及肾，因此，了解肾与邻近器官的关系在临床上具有重要的意义。

肾上腺位于两肾的上方，两肾的内下方有肾盂和输尿管。左、右肾前方的毗邻不同。左肾前方上部邻近胃底后面，中部与胰尾和脾血管相邻，下部邻接空肠和结肠左曲；右肾前方的上部与肝右叶相邻，下部邻接结肠右曲，内侧缘邻接十二指肠降部。两肾后方上 1/3 的部分借膈与胸膜腔相邻，下 2/3 部分自内向外分别与腰大肌、腰方肌及腹横肌相毗邻（图 1-3）。

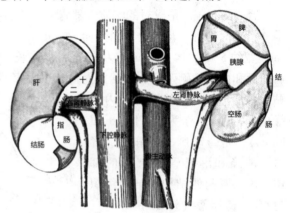

图 1-3　肾的毗邻

二、肾的被膜

肾皮质表面包被有由平滑肌纤维和结缔组织构成的肌织膜，它与肾实质紧密黏连，不可分离，进入肾窦，被覆于肾乳头以外的窦壁上。除肌织膜外，通常将肾的被膜由内向外分为 3 层，依次为纤维囊、脂肪囊和肾筋膜（图 1-4、图 1-5）。

（一）纤维囊

纤维囊（fibrous capsule）为薄而坚韧的致密结缔组织膜，紧贴肾实质表面。在肾门处，此膜分为两层，一层贴于肌织膜外面，另一层包被肾窦内结构表面。正常时此膜与肾实质连接疏松，易于剥离，但在病理情况下，则与肾实质黏连，不易剥离。在肾破裂或部分切除时，为防止肾实质撕裂，需缝合此膜。

(二) 脂肪囊

肾纤维囊外有一层囊状脂肪，称脂肪囊（fatty renal capsule），又称肾床（renal bed），经肾门与肾窦内的脂肪组织相延续，对肾起着弹性垫样的保护作用。它既可以缓解活动或者是钝性暴力对肾的冲击，还可以防止肾肿瘤过快地侵入肾毗邻组织。临床上做肾囊封闭，就是将药物注入脂肪囊内。

(三) 肾筋膜

脂肪囊外为肾筋膜（renal fascia），又称肾周筋膜。由腹膜下组织（有人认为是腹横筋膜）延续而成。肾周筋膜分前、后两层，包裹肾、肾上腺和脂肪囊，它发出的一些结缔组织小梁穿过脂肪囊与纤维囊相连，是固定肾的主要组织结构。位于肾前面的肾筋膜称为肾前筋膜（prerenal fascia），位于肾后面的肾筋膜称为肾后筋膜（retrorenal fascia），在肾的外侧缘和肾上腺的上方，两层肾筋膜融合，在肾的下方二者分离，其间有输尿管通过。肾的内侧，肾前筋膜被覆肾血管表面，并与腹主动脉和下腔静脉表面的结缔组织及对侧的肾前筋膜相移行。肾后筋膜向内侧经肾血管和输尿管的后方，附于腰大肌及其筋膜。

肾周间隙位于肾前、后筋膜之间，间隙内有肾、肾上腺、脂肪以及肾包膜血管。肾周间隙内的脂肪含量在不同平面是不一样的，肾门水平的脂肪量一般很丰富，而肾下极背侧的脂肪含量较少。肾有炎症时常局限在肾周间隙内，有时也可沿筋膜扩散。当肾周间隙积液时，可推肾向前内上移位，积液向下流至盆腔，扩散至对侧肾周间隙。

肾的正常位置主要依靠肾的被膜固定，另外，腹压、肾的血管、腹膜以及邻近器官的承托对肾的位置的固定也起作用。由于肾筋膜下方完全开放，当肾的固定装置遭到破坏时，肾可向下移位，形成肾下垂或游走肾。由于肾筋膜下方完全开放，临床上的骶前注气造影就是通过肾周间隙注入气体从而显示肾的轮廓。另外，肾积脓或肾周围炎症时，脓液可沿肾前、后筋膜间向下蔓延，达髂窝或大腿根部。

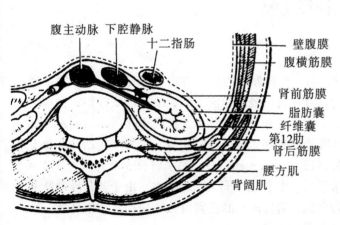

图1-4 肾的被膜（冠状切面）

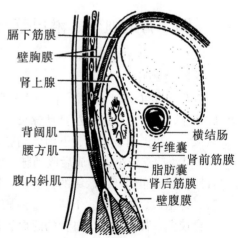

图1-5 肾的被膜（矢状面）

三、肾的剖面结构

在肾的冠状切面上，肾实质可分为肾皮质和肾髓质两部分（图1-6）。

（一）肾皮质

肾皮质（renal cortex）主要位于肾实质的浅层，厚1～1.5 cm，富含血管，新鲜标本呈红褐色，密布红色小点状颗粒，由肾小体和肾小管组成。肾皮质深入到肾锥体之间的部分称为肾柱（renal column），内含叶间动脉和叶间静脉。

（二）肾髓质

肾髓质（renal medulla）位于肾皮质的深面，呈淡红色，约占肾实质厚度的2/3，由集合管和乳头管组成。肾髓质由15～20个圆锥形的肾锥体构成，肾两端的锥体较大，称极锥。肾锥体有许多呈放射状的条纹，底朝向肾皮质，尖端钝圆，朝向肾窦的称为肾乳头（renal papillae）。肾乳头的顶端有许多突入肾小盏的乳头孔（papillary foramina），为乳头管的开口。肾生成的尿通过乳头孔流入肾小盏。肾小盏（minor renal calices）呈漏斗形，其边缘包绕肾乳头。每侧肾有7～8个肾小盏，相邻的2～3个肾小盏合成1个肾大盏（major renal calices）。每个肾有2～3个肾大盏，由肾大盏汇合形成一个扁平漏斗形的肾盂（renal pelvis）。肾盂出肾门后向内下走行，约在第2腰椎上缘水平逐渐变细，移行为输尿管。成人肾盂容积平均7.5 mL，肾盂是炎症和结石的好发部位。

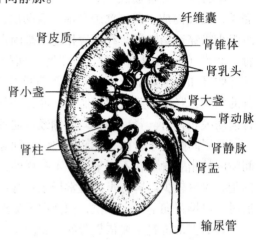

图1-6 肾的冠状切面

四、肾的血管、淋巴管和神经支配

（一）肾的血管

1. 肾动脉

肾动脉（renal artery）自腹主动脉发出，在肾静脉的后上方走行向肾门。由于腹主动脉偏左，故右肾动脉比左肾动脉长。肾动脉在肾门处分为前支和后支，前支较粗，供应区域大，分出上前段动脉、下前段动脉、上段动脉和下段动脉4支肾段动脉（renal segmental artery），后支较小，形成后段动脉。肾段动脉的分支走行于肾柱内，称为叶间动脉。每支肾段动脉分布到一定区域的肾实质，称肾段（renal segment）。每个肾分5个肾段（图1-7），即上段、上前段、下段、下前段和后段，各肾段由同名动脉供血。由于各肾段动脉间吻合较少，肾段间由少血管的泛血管带分隔，若肾段动脉阻塞可致相应的肾组织坏死。因此，肾段对肾血管造影和肾部分切除具有实际意义。

肾除了有肾动脉供应血液外，还有肾副动脉供血，其为不经肾门入肾的动脉，出现率为59%。临床肾手术时应注意保护肾副动脉，避免出血或相应肾组织坏死。

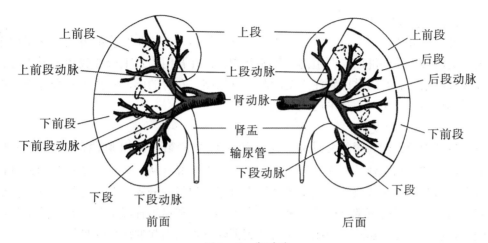

图 1-7 肾动脉

2. 肾静脉

肾静脉（renal vein）及其属支与同名动脉伴行。与肾动脉不同，肾静脉引流丰富，相互间有丰富的吻合支。肾内的血液除通过小叶间静脉、叶间静脉、叶静脉、段静脉回流外，还可以通过星形静脉的囊下静脉丛与脂肪囊的静脉丛回流。所以，在外科手术时，与肾动脉不同，肾静脉结扎、切断后，肾仍然可以获得良好的血液引流。

肾静脉紧贴肾动脉前方引流，右侧肾静脉较短，为 2~4 cm，而左侧肾静脉较长，为 6~10 cm，左肾静脉一般比右肾静脉稍高。左肾静脉接受左侧肾上腺静脉、腰静脉和左侧生殖腺静脉的回流，右肾静脉一般不接受上述静脉回流（图 1-8）。

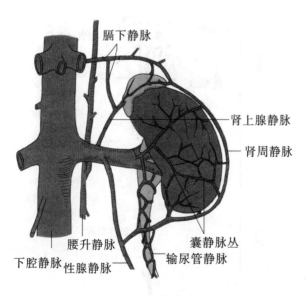

图 1-8 肾静脉

（二）肾的淋巴管

肾的淋巴管分浅、深两组。浅组位于肾纤维膜深面，引流肾被膜的淋巴。深组位于肾实质内，引流肾实质的淋巴。两组淋巴管相互吻合，在肾门附近汇合成较粗的淋巴管，汇入各群腰淋巴结。右肾的淋巴管注入主动脉旁淋巴结。左肾的淋巴管注入腔静脉淋巴结和主动脉旁淋巴结。肾癌时上述淋巴结可被累及。

（三）肾的神经支配

肾受自主神经支配，肾的交感神经起于 $T_6 - T_{12}$ 脊髓第 6～12 胸段侧角中间外侧核，在腹腔神经节和主动脉肾节交换神经元，在肾门附近形成肾丛。节后纤维沿肾的血管进入肾，分布于血管，使血管收缩。副交感神经来自迷走神经的分支，节后纤维入肾，使血管舒张和肾盂收缩。肾的感觉经内脏大神经、内脏小神经和迷走神经上传。肾的感觉神经纤维皆经过肾丛，因此，切除或封闭肾丛可达到消除肾疾病引起的疼痛的目的。

五、肾单位

肾单位（nephron）是尿生成与排泄的基本结构和功能单位，由肾小体和与其相连的肾小管组成。每侧肾有100万～200万个肾单位。根据肾小体在皮质中的位置，肾单位分为浅表肾单位（superficial nephron）和髓旁肾单位（juxtamedullary nephron）。浅表肾单位又称皮质肾单位，其肾小体位于皮质浅层和中部，数量多，约占肾单位总数的85%；其发生较晚，肾小体小，髓袢较短，在尿液生成过程中起重要作用。髓旁肾单位又称近髓肾单位，位于皮质的深部，近肾锥体，数量较少，约占肾单位总数的15%；其发生较早，体积较大，髓袢细段长，可伸入髓质深部，与尿液浓缩功能密切相关（图1-9）。

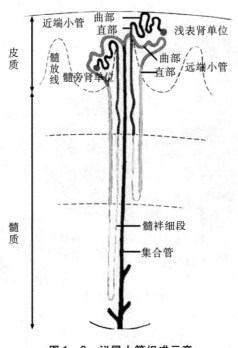

图1-9　泌尿小管组成示意

（一）肾小体

肾小体（renal corpuscle）呈圆球形，又称肾小球，直径约 200 μm，由血管球和肾小囊组成。肾小体有两极，微动脉出入端称血管极，而肾小囊与近端小管相连的一端称尿极（图 1-10 至图 1-14）。

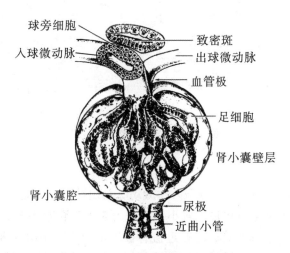

图 1-10　肾小体及球旁复合体模式

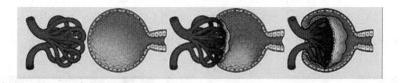

图 1-11　血管球及肾小囊形成过程模式

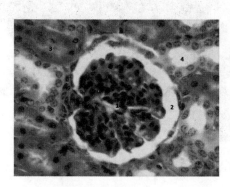

1. 血管球；2. 肾小囊腔；3. 近曲小管；4. 远曲小管。

图 1-12　肾皮质迷路光镜 1

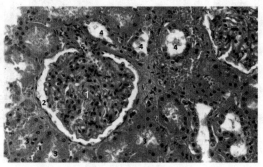

1. 血管球；2. 肾小囊腔；3. 近曲小管；4. 远曲小管；5. 入球微动脉。

图 1-13　肾皮质迷路光镜 2

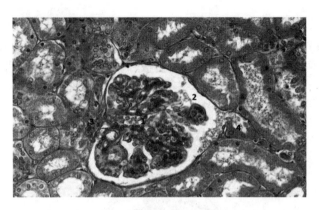

1. 血管球；2. 肾小囊腔；3. 血管极；4. 尿极。

图1-14　肾皮质迷路光镜3

1. 血管球

血管球（renal glomerulus）是位于入球微动脉与出球微动脉之间的盘曲成团的毛细血管袢。一条入球微动脉从血管极进入肾小体，分为3～5条初级分支，每支再分成几条相互吻合的毛细血管袢。毛细血管最终在近血管极处汇合成一条出球微动脉，离开肾小体。因此，血管球是一种独特的动脉性毛细血管网。由于入球微动脉比出球微动脉粗，故血管球内的血压较一般毛细血管的高（图1-15）。电镜下的血管球为有孔毛细血管，孔径为50～100 nm，多无隔膜，有利于血液中物质滤出（图1-16）。毛细血管内皮游离面的细胞衣富含带负电荷的唾液酸糖蛋白，内皮基底面除了与血管系膜相接触的部位外，均有基膜。

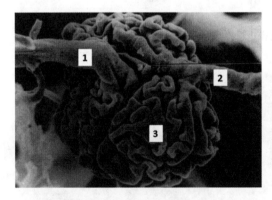

1. 入球微动脉；2. 出球微动脉；3. 血管球。

图1-15　血管球扫描电镜

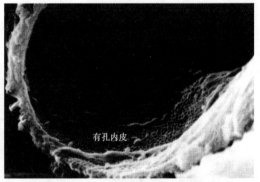

图1-16　血管球毛细血管扫描电镜

血管系膜（mesangium）又称球内系膜，由系膜细胞和系膜基质组成，分布在血管球毛细血管袢之间。系膜细胞略呈星形，有突起，胞核圆而小，染色深，与内皮细胞不易区分。电镜下观察，系膜细胞有突起伸入内皮与基膜之间或经内皮细胞之间深入毛细血管腔内（图1-17）。系膜细胞质的细胞含丰富的粗面内质网、高尔基复合体、溶酶体和吞噬体；胞体和突起内有微管、微丝和中间丝。系膜细胞能合成基膜和系膜基质的成分，还可吞噬和降解沉积在基膜上的免疫复合物，防止免疫复合物沉积，以维持基膜的通透性，并参与基膜的更新和修复。系膜基质填充在系膜细胞之间，在血管球内起支持和通透作用。有些类型的肾小球肾炎，血管系膜区出现免疫复合物沉积，系膜细胞增生，系膜基质增多，影响滤过功能。

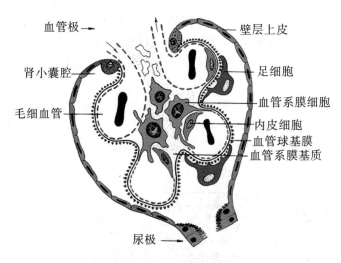

图 1-17 血管系膜模式

2. 肾小囊

肾小囊（renal capsule）又称 Bowman 囊，是在胚胎时期肾小管的起始端膨大并凹陷而成的杯状双层上皮囊，囊内有血管球（图1-11）。肾小囊的外层为壁层，由单层扁平上皮构成，在肾小体尿极与近端小管上皮相延续。在血管极处，壁层向内返折并包裹在血管球的毛细血管表面形成肾小囊的脏层。两层间的腔隙称肾小囊腔，与近曲小管腔相通。脏层细胞胞体较大，凸向肾小囊腔，胞质伸出许多突起，故又称足细胞（podocyte）。光镜下，足细胞不易与内皮细胞、球内系膜细胞相区分。在扫描电镜下，可见足细胞从胞体伸出几个大的初级突起，继而再分出许多指状的次级突起。相邻的次级突起互相穿插形成栅栏状，紧贴于血管球毛细血管基膜外面（图1-18、图1-19）。其表面也附着一层带负电荷的唾液酸糖蛋白。次级突起之间有宽约25 nm的孔隙，称裂孔（slit pore），孔上覆有一层4～6 nm厚的薄膜，称裂孔膜（slit membrane）。足细胞胞质内粗面内质网和游离核糖体丰富，高尔基复合体体积较大，常见内吞小泡、多泡体及溶酶体等。足细胞能合成基膜的所有蛋白成分，参与基膜的更新，并参与清除基膜上的沉淀物，以维持基膜的通透性。次级突起末端内含较多微丝，微丝收缩可改变裂孔的宽度，调节血管球的滤过率。

足细胞突起与毛细血管内皮细胞之间或足细胞突起与血管系膜之间存有100～330 nm厚而完整的基膜。光镜下基膜为均质状。电镜下基膜可分为三层，中层为电子密度高的致密层，内、外层为电子密度低的透明层，主要由Ⅳ型胶原蛋白和糖胺多糖组成。Ⅳ型胶原蛋白形成网格状结构，连接其他糖蛋白，形成孔径为4～8 nm的分子筛。当血液流经血管球毛细血管时，管内血压较高，血浆内的某些物质经有孔内皮、基膜和裂孔膜滤入肾小囊腔，这三层结构构成滤过膜（filtration membrane）或滤过屏障（filtration barrier）（图1-20、

图1-21）。滤过膜的三层结构分别对大小不同的分子的滤过有选择性通透作用。一般情况下，分子量70 kDa以下、直径4 nm以下的物质可通过滤过膜；由于内皮和次级突起表面带有负电荷的唾液酸糖蛋白，故带正电荷的物质更易于通过，如水、葡萄糖、氨基酸、氯化物、无机盐、尿素、尿酸和肌酐等可滤过。滤入肾小囊腔的液体称原尿，原尿中除不含大分子的蛋白质外，其余成分与血浆基本相似。对于成人，一昼夜两肾可形成原尿约180 L。若滤过膜受损（如肾小球肾炎），则大分子蛋白质，甚至血细胞均可漏出，出现蛋白尿和血尿。当系膜细胞清除了基膜内沉淀物，内皮细胞和足细胞再建新的基膜后，滤过膜功能又可恢复。

此外，在肾小囊壁层和脏层交界处，有数个特殊的细胞围绕血管极，称极周细胞（peripolar cell）。其游离面有微绒毛，朝向肾小囊腔，相邻细胞间有连接复合体，细胞质具有典型的分泌蛋白质细胞的结构特征，功能尚不清楚。

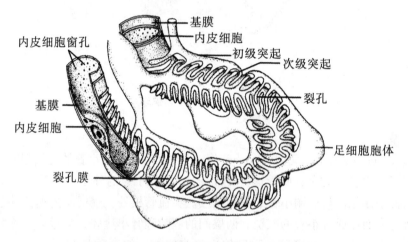

图1-18　足细胞及毛细血管微细结构模式

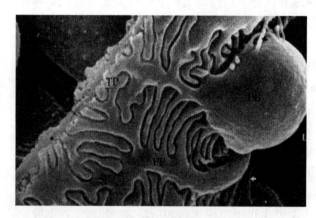

PB. 足细胞胞体；PP. 足细胞初级突起；SP. 足细胞次级突起；TP. 足细胞三级突起。

图1-19　足细胞扫描电镜

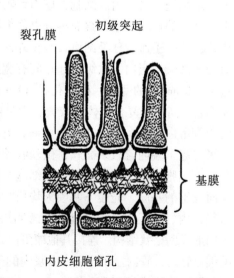

图1-20　肾小球滤过屏障超微结构模式

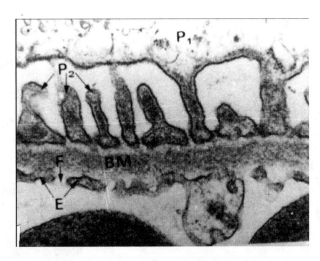

E. 血管内皮；F. 内皮细胞窗孔；BM. 基膜；P₁. 足细胞初级突起；P₂. 足细胞次级突起。
图1-21　肾小球滤过屏障超微结构透射电镜

（二）肾小管

肾小管是由单层上皮围成的小管，上皮外为基膜和极少量结缔组织。肾小管有重吸收原尿和排泌等作用。肾小管包括近端小管、细段和远端小管。近端小管又可分为曲部和直部两段。与肾小囊尿极相连并盘曲走行于肾小体周围的一段称为近端小管曲部或近曲小管。该管离开皮质迷路向下直行入髓放线及髓质的一段，称为近端小管直部或近直小管。近直小管的末端与细段相连，并从髓质向皮质返折，在髓质或髓放线内与远端小管直部（远直小管）相连。远直小管上行到它起始的肾小体水平离开髓放线，盘曲走行于肾小体周围称远端小管曲部，或称远曲小管，其末端通过连接小管与集合管相连（图1-9）。

1. 近端小管

近端小管（proximal tubule）分曲部和直部，是肾小管中最长、最粗的一段，长约14 mm，约占肾小管总长的一半，管径为 50～60 μm，管腔不规则。近曲小管管壁较厚，由单层立方上皮或锥体形细胞围成。光镜下细胞分界不清，细胞体积较大，核卵圆形，靠近基底部，胞质嗜酸性，游离面有刷状缘，基底部有纵纹（图1-22、图1-23）。电镜下可见刷状缘由大量密集而排列整齐的微绒毛组成，使细胞游离面的表面积明显扩大。刷状缘的细胞膜中有丰富的碱性磷酸酶和ATP酶等，参与细胞的重吸收功能。微绒毛基部的细胞膜凹陷形成顶小管和顶小泡，是细胞以吞饮方式重吸收原尿中蛋白质的结构。胞质顶端还含有许多具有细胞膜结构的小管，称顶端致密小管，它是重吸收过程中含受体的细胞膜循环再利用的结构。上述各种细胞细胞质中内吞体及溶酶体较多。上皮细胞的侧面有许多侧突，相邻细胞的侧突相互交叉，故光镜下细胞分界不清。细胞基部细胞膜内陷形成发达的质膜内褶，内褶之间有许多纵行的杆状线粒体，形成光镜下的纵纹。细胞基部和侧面细胞膜上有丰富的 Na^+-K^+-ATP 酶，可将细胞内钠离子泵出。质膜内褶以及侧突扩大了细胞基底面和侧面的表面积，有利于物质转运。近端小管直部的结构与曲部基本相似，但上皮细胞较矮，微绒毛、侧突和质膜内褶等结构不如曲部发达。

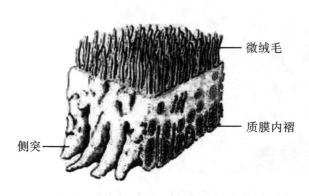
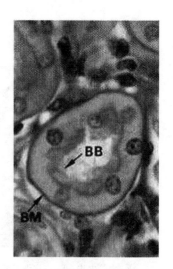

图1-22 肾近端小管上皮细胞超微结构模式

BB. 刷状缘；BM. 基膜。
图1-23 肾近曲小管光镜

近端小管的上述结构特点使其具有良好的吸收功能，是重吸收原尿成分的主要场所。原尿中几乎全部的葡萄糖、氨基酸、蛋白质以及大部分水、离子和尿素等都在此段被重吸收。此外，近端小管还向腔内分泌氢离子、NH_3、马尿酸和肌酐等。该管还能转运和排出血液中的酚红和青霉素等药物，临床上常利用马尿酸或酚红排泄试验来检测近端小管的功能。

2. 细段

细段（thin segment）管径细，直径10～15 μm，管壁极薄，由单层扁平上皮围成。细胞核卵圆形，突向管腔，胞质着色较浅，无刷状缘。电镜下，游离面有少量短微绒毛，基底面质膜内褶少。极薄的管壁有利于水和离子的通透。

3. 远端小管

远端小管（distal tubule）包括直部和曲部。直部管径约30 μm，长约9 mm，管腔较大而规则，管壁上皮细胞呈立方形，细胞界限较清。细胞核位于中央，胞质呈弱嗜酸性，着色浅。细胞表面无刷状缘，基底部可见纵纹。电镜下，细胞游离面有少量短而小的微绒毛，细胞顶部有许多小泡和溶酶体，基部质膜内褶发达，长的内褶可达细胞顶部，内褶间胞质内线粒体细长，数量多。质膜内褶上有钠泵，能主动向间质泵出钠离子，此处细胞膜对水不通透，形成单纯重吸收盐的单一效应。远曲小管直径35～45 μm，其基本结构与直部相似，但质膜内褶不如直部发达（图1-24）。远曲小管是离子交换的重要部位，有重吸收水、钠离子和排出钾离子的作用，此过程受激素的调节，醛固酮能促进此段重吸收钠离子和排出钾离子；抗利尿激素促进此段对水的重吸收，使尿液浓缩，尿量减少。曲部还能分泌氢离子和氨，对维持体液的酸碱平衡有重要意义。

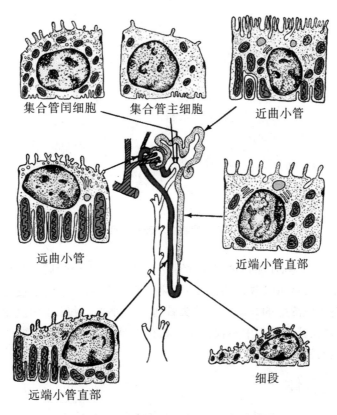

图 1-24 肾小管和集合管上皮细胞模式

髓袢（medullary loop）又称 Henle 袢，是由近直小管、细段和远直小管共同形成的 U 形袢状结构。髓袢长短不一，与肾小体在皮质的位置相关。髓旁肾单位的髓袢长，最长的可达乳头部；浅表肾单位的髓袢短，最短的只存在髓放线中。髓袢吸收水分和离子，在泌尿过程中起着重要作用。

六、集合管

集合管（collecting duct）分为弓形集合管、直集合管和乳头管三部分，全长 20～38 mm。弓形集合管很短，一端连接远曲小管，另一端呈弧形进入髓放线与直集合管相通。直集合管在髓放线和肾锥体内下行，至肾乳头处改称为乳头管，开口于肾小盏。

在髓放线内的直集合管下行时有许多弓形集合管汇入，直集合管的管径逐渐增粗，管壁上皮由单层立方逐渐增高为单层柱状，至乳头管处为高柱状。光镜下，细胞界限清楚，核圆，居中或靠近底部，胞质色浅甚至透亮（图 1-25）。电镜下，胞质内细胞器少，细胞游离面有少量短微绒毛，侧面和基底面可见少量侧突和短小的质膜内褶。集合管能进一步重吸收水、保钠排钾，对尿液的浓缩及维持体液的酸碱平衡起重要作用，其功能活动也受醛固酮及抗利尿激素的调节。另外，集合管还可受心房钠尿肽的作用，减少对水的重吸收，使尿量增多。

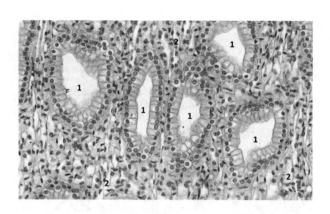

1. 集合管；2. 细段。

图 1-25　肾髓质深部横切面光镜

综上所述，由肾小体形成的原尿，流经肾小管各段和集合管后，几乎所有的营养物质和绝大部分水、无机盐被重吸收，部分离子进行交换，同时肾小管上皮细胞分泌、排出机体代谢产物，最终形成浓缩的终尿，经乳头管排入肾小盏，每日约 1～2 L，仅为原尿的 1% 左右。因此，肾在泌尿过程中不仅排出了机体的代谢废物，而且维持了机体的水、电解质平衡和内环境的稳定。

七、球旁复合体

球旁复合体（juxtaglomerular complex）也称肾小球旁器（juxtaglomerular apparatus），位于肾小体血管极，由球旁细胞、致密斑和球外系膜细胞组成大致呈三角形，致密斑为三角形的底，入球微动脉和出球微动脉分别形成三角形的两条侧边，球外系膜细胞则位于三角形区域的中心（图 1-26、图 1-27）。

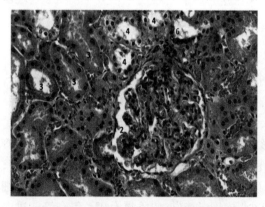

1. 血管球；2. 肾小囊腔；3. 近曲小管；
4. 远曲小管；5. 球外系膜细胞；6. 致密斑。

图 1-26　肾小体和球旁复合体光镜

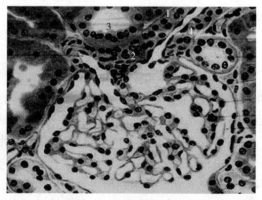

1. 球旁细胞；2. 球外系膜细胞；3. 致密斑。

图 1-27　球旁复合体光镜

（一）球旁细胞

球旁细胞（juxtaglomerular cell）是入球微动脉靠近血管极处，由管壁平滑肌细胞演变成的上皮样细胞。该细胞体积较大，呈立方形，核大而圆，胞质呈弱嗜碱性。电镜下，细胞内肌丝少，粗面内质网和核糖体多，高尔基复合体发达，含有大量的膜包分泌颗粒。过碘酸希夫反应（简称 PAS 反应）呈阳性，颗粒内含有肾素（renin）。在球旁细胞和入球微动脉内皮之间无内弹性膜和基膜相隔，其分泌物易于释放入血。肾素是一种蛋白水解酶，入血后能使血浆中的血管紧张素原转变为血管紧张素 Ⅰ，后者在肺血管内皮细胞转换酶的作用下转变为血管紧张素 Ⅱ，它可刺激肾上腺皮质球状带产生更多的醛固酮，促进远曲小管和集合管对钠离子、氯离子和水的重吸收，使血容量增加，血压升高。此外，血管紧张素 Ⅰ 和血管紧张素 Ⅱ 都可使血管平滑肌收缩，血压升高，但血管紧张素 Ⅱ 的作用更强。

（二）致密斑

当远端小管离开髓放线走行在其本身的肾小体血管极时，靠近肾小体血管极侧的上皮细胞变高，密集排列，由此形成的椭圆形斑状结构称为致密斑（macula densa）。此处的细胞呈柱状，染色浅，细胞核椭圆形，位于细胞顶部，高尔基复合体、核糖体、内质网等位于核下方，大量线粒体位于细胞基部。基膜常不完整，细胞基底面有指状突起，与邻近球旁细胞和球外系膜细胞连接。一般认为，致密斑是离子感受器，能敏锐地感受远端小管内钠离子浓度的变化，并将信息传递给球旁细胞。当原尿中钠离子浓度降低时，则促进球旁细胞分泌肾素，进而增加远曲小管和集合管对钠离子的重吸收。反之，肾素分泌减少。

（三）球外系膜细胞

球外系膜细胞（extraglomerular mesangial cell）又称极垫细胞（polar cushion cell），与球内系膜相延续。细胞较小，染色较浅，细胞质内可见分泌颗粒。这些细胞位于球旁复合体的中央，有突起，与球旁细胞、致密斑、球内系膜细胞等形成广泛的缝隙连接，因此认为它在球旁复合体的功能活动中，可能起信息传递作用。

八、肾间质

分布于肾单位和集合管之间的结缔组织、血管、神经等称为肾间质。肾间质分布不均，从肾皮质到肾乳头的间质成分逐渐增多。在肾髓质的间质中，成纤维细胞因形态和功能较特殊，称为间质细胞。该细胞呈不规则形或星形，有较长的突起。间质细胞的长轴与髓袢、集合管及直小动脉、直小静脉垂直排列，形如"梯架"样。电镜下，间质细胞胞质中含有丰富的内质网、发达的高尔基复合体和大量脂滴。该细胞的功能除了可形成纤维和基质外，还可分泌促红细胞生成素和前列腺素 E_2，前者能促进骨髓造血细胞生成红细胞，后者有降低血压的作用。

九、肾内血管

肾动脉直接由腹主动脉分出，经肾门入肾后分为数支叶间动脉，走行于肾柱内。上行至皮质、髓质交界处横向分支为弓形动脉。弓形动脉的分支进入皮质迷路，称小叶间动脉，其末端直达被膜形成毛细血管网。小叶间动脉在皮质迷路内走行中分出许多入球微动脉进入肾小体，分支形成血管球，继而又汇合成出球微动脉。浅表肾单位的出球微动脉离开肾小体后，再分支形成球后毛细血管网，分布于皮质肾小管周围。髓旁肾单位的出球微动脉不仅形成球后毛细血管网分布于髓质肾小管周围，还发出若干直小动脉直行进入髓质，而后在髓质的不同深度，返折直行上升为直小静脉，构成"U"形直血管袢，并与髓袢伴行，二者功能关系密切。被膜毛细血管汇合为星形静脉，下行形成小叶间静脉，沿途收集皮质的静脉血，注入弓形静脉以及叶间静脉，由肾静脉出肾。髓质的静脉血汇入直小静脉再注入弓形静脉（图1-28、图1-29）。

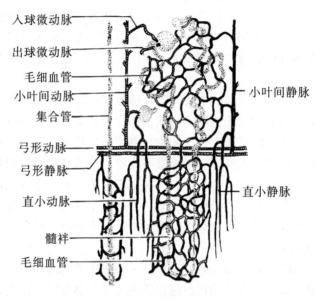

图1-28 肾血循环示意

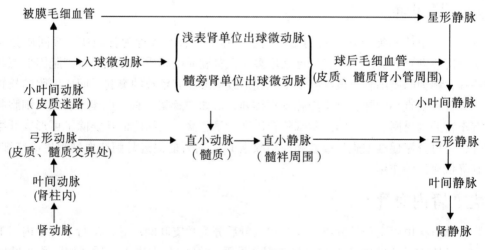

图1-29 肾血循环

肾血循环的特点是：①肾动脉直接起源于腹主动脉，短而粗，血流量大，血流速度快，约占心输出量的1/4，每4～5分钟流经两肾的血量等于人体的全部血量，此外，肾内血管行走较直，血液能很快抵达血管球；②血管球的毛细血管两端皆连于动脉，且入球微动脉比出球微动脉粗，血管球毛细血管血压比一般毛细血管血压高，有利于原尿的滤过；③两次形成毛细血管网，即入球微动脉分支形成血管球，出球微动脉在肾小管周围形成球后毛细血管网，血管球中血液因滤出大量水分，故胶体渗透压增高，有利于肾小管重吸收的物质进入血液；④髓质的直小血管与髓袢相伴行，有利于肾小管和集合管的重吸收和尿液浓缩；⑤肾内不同区域血供不同，皮质血供大，约占90%，流速快；髓质血供小，仅占10%，流速慢。

（汪坤菊、陆海霞）

> **讨论：**
> 　　肾移植手术一般在哪里切口？手术后常见的并发症是什么？移植过来的肾一般吻合在哪里？为什么？已经丧失功能的肾需不需要切除？

小结与思考

1. 肾位于脊柱两侧，腹膜后间隙内，肾手术从背部切口会引起腹膜腔感染吗？为什么？
2. 一位患者肾手术从背部切口，手术中突然出现呼吸困难，为什么？
3. 肾移植手术时，新的肾一般移至哪个地方？为什么？
4. 肾表面有三层被膜，游走肾为何往下走，不往上走？

单项选择题

1. 有关肾形态的描述，哪一项是错误的？_____。
   A. 为形似蚕豆的实质性器官　　B. 上端窄而厚，前面较凸
   C. 内侧缘中部凹陷称肾门　　　D. 出入肾门的结构合称为肾蒂
   E. 肾门向肾内续于肾窦
2. 有关肾窦的描述，哪一项是正确的？_____。
   A. 为肾内储存尿液的大腔　　　B. 位于肾皮质和肾髓质之间
   C. 在肾门处移行为输尿管　　　D. 肾乳头伸入其内
   E. 内有肾小盏、肾大盏和肾盂等
3. 肾盂_____。
   A. 位于肾实质内　　　　　　　B. 位于肾窦内
   C. 位于肾髓质内　　　　　　　D. 位于肾门外
   E. 由肾大盏合成
4. 有关肾的位置的描述，哪一项是正确的？_____。

A. 位于腹后壁上部,腹膜的前方　　B. 右肾略高于左肾
　　C. 成人的肾低于儿童的肾　　D. 女性肾高于男性肾
　　E. 肾门约平第1腰椎
5. 肾蒂内的主要结构从上而下依次是_____。
　　A. 肾动脉、肾静脉、肾盂　　B. 肾静脉、肾动脉、肾盂
　　C. 肾动脉、肾盂、肾静脉　　D. 肾静脉、肾盂、肾动脉
　　E. 肾盂、肾动脉、肾静脉
6. 肾的被膜自内向外依次为_____。
　　A. 肾筋膜、脂肪囊、纤维囊　　B. 肾筋膜、纤维囊、脂肪囊
　　C. 纤维囊、脂肪囊、肾筋膜　　D. 纤维囊、肾筋膜、脂肪囊
　　E. 脂肪囊、纤维囊、肾筋膜

(汪坤菊)

参考答案
1—6　DEEEAC

第二节　输尿管道

一、输尿管

(一) 输尿管的形状和行程

输尿管(ureter)是一对细长的肌性管道,属于腹膜外位器官,约平第2腰椎上缘,续于肾盂,下端终于膀胱,两侧输尿管的长度大致相等,长20~30 cm。输尿管的管径粗细不均,平均管径0.5~1.0 cm,最窄处管径仅0.2~0.3 cm。输尿管通过管壁平滑肌的节律性蠕动,将尿液不断推入膀胱。输尿管如因结石阻塞而过度扩张,可产生痉挛性收缩从而产生疼痛感。

输尿管走行不是垂直下降的。两根输尿管的上端相距较远,下端相距较近。输尿管全长有3个弯曲:①第一弯曲,也叫肾曲,位于肾盂与输尿管的移行处;②第二弯曲,也叫界曲,位于骨盆上口处;③第三弯曲,也叫骨盆曲,位于骨盆内。

输尿管在背部的体表投影约与沿腰椎横突尖的连线一致。

(二) 输尿管的分部和毗邻

根据输尿管的走行,其可分为三部,分别为腹部、盆部和壁内部(图1-30)。

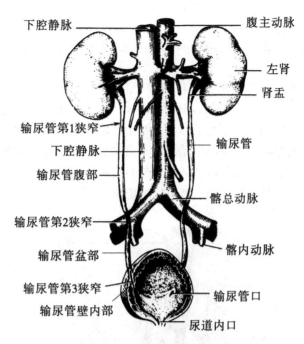

图 1-30 输尿管分部

1. 输尿管腹部

输尿管腹部（abdominal part of ureter）起自肾盂下端，经腰大肌前面下行至其中点附近，与睾丸血管（男性）或卵巢血管（女性）交叉，逐渐转向内侧，降至小骨盆入口处，右侧输尿管越过右髂外血管前面，左侧输尿管越过左髂总血管前面，进入骨盆腔，即移行为盆部。

2. 输尿管盆部

输尿管盆部（pelvic part of ureter）起自小骨盆入口处，沿盆腔侧壁向后下走行，男性输尿管走向前内下方，经直肠前外侧壁与膀胱后壁之间，在输精管后外方与之交叉，从膀胱底外上角穿入膀胱壁；女性输尿管经子宫颈外侧 2 cm 处，从子宫动脉的后下方绕过，走行向下内至膀胱底穿入膀胱壁内。因此，在妇产科施行子宫手术结扎子宫动脉时，切勿损伤后方的输尿管。两侧输尿管与膀胱后壁相距约 5 cm。

3. 输尿管壁内部

输尿管壁内部（intermural part of ureter）斜穿膀胱壁，长约 1.5 cm，以输尿管口（ureteric orifice）开口于膀胱底的内面。当膀胱充盈时，膀胱内压力升高使壁内部受压，管腔闭合，阻止尿液逆流入输尿管。由于输尿管的节律性蠕动，尿液仍可不断地进入膀胱。因此，若壁内部过短或其周围的肌组织发育不良时，也可出现尿返流现象。

儿童的输尿管壁内部较短，故也有尿液回流的现象。但随着身体发育，壁内部不断延长，大部分的尿液回流现象会自然消失。

（三）输尿管生理狭窄

输尿管全长有 3 处狭窄，第一个狭窄位于肾盂与输尿管移行处，第二个狭窄位于小骨盆入口输尿管跨越髂血管处，第三个狭窄位于壁内部。狭窄处的口径为 2～3 mm。这些狭窄为输尿管结石易嵌顿处。

(四) 输尿管的血管、淋巴管和神经支配

1. 输尿管的血管

(1) 输尿管的动脉。输尿管的血液供应来源很丰富（图1-31），主要有肾动脉、睾丸动脉（或卵巢动脉）、膀胱上动脉、膀胱下动脉、子宫动脉等，它们的分支在不同位置分布于输尿管的不同部位。输尿管腹部血液主要由肾动脉供应。男性的输尿管盆部血液主要由睾丸动脉供应，女性的主要由卵巢动脉和子宫动脉供应。这些动脉的分支到达输尿管后，分布在筋膜层并上下沟通，形成动脉网，然后再散布到其他各层。因此，做输尿管移植时，切断下1/3血流，对移植部分血液供应的影响并不大。

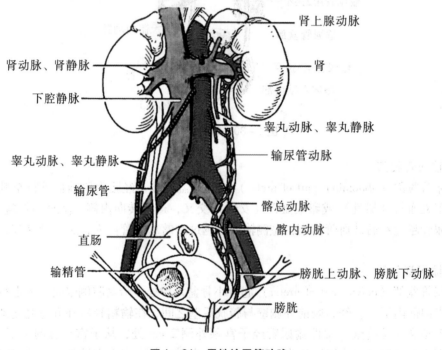

图1-31 男性输尿管动脉

(2) 输尿管的静脉。输尿管的静脉通过黏膜下层回到筋膜层后，汇入上述动脉的同名静脉内。

2. 输尿管的淋巴管

输尿管腹部的淋巴管注入腰淋巴结和髂总淋巴结。输尿管盆部的淋巴管注入髂总、髂外或髂内淋巴结。

3. 输尿管的神经支配

输尿管的神经为自主神经，来自肾丛、主动脉丛、肠系膜下丛及腹下神经丛，网状分布于输尿管结缔组织中，然后再进入肌肉层，组成输尿管丛。神经节细胞大多数在输尿管下端见到，其余部分较少。

（五）输尿管的组织结构

输尿管为排尿管道，管壁分为三层，由内向外分别为黏膜、肌层和外膜。黏膜由变移上皮和固有层构成，黏膜形成许多纵行皱襞，故管腔不规则，呈星形。黏膜的变移上皮较厚，有 4～5 层细胞，扩张时可变为 2～3 层，固有层为结缔组织。输尿管上 2/3 段的肌层为内纵行和外环行两层平滑肌，下 1/3 段肌层增厚为内纵行、中环行和外纵行三层。外膜为疏松结缔组织（图 1-32）。

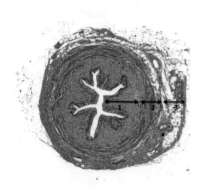

低倍镜　　　　　　　　　　　　　　　高倍镜
1. 黏膜；2. 肌层；3. 外膜。　　　1. 黏膜变移上皮；2. 固有层；3. 肌层；4. 外膜。

图 1-32　输尿管光镜

二、膀胱

膀胱（urinary bladder）是储存尿液的肌性囊状器官，其形态、大小、位置、壁的厚度和毗邻关系均随年龄、性别及尿液的充盈程度不同而异。成人膀胱平均容量为 350～500 mL，最大容量可达 800 mL。当容量大于 500 mL 时，膀胱由于过度充盈，人体将产生痛觉，排尿时平滑肌收缩也有所下降。新生儿的膀胱容量约为 50 mL。男性膀胱容量较女性略大，老年人因膀胱肌张力降低而容量增大。

（一）膀胱的形态、位置和毗邻

1. 膀胱的形态

成人膀胱空虚时形态近似三棱锥体，可分为膀胱尖、膀胱体、膀胱底和膀胱颈 4 部分（图 1-33），各部之间无明显界线。膀胱尖朝向前上方，膀胱底朝向后下方，膀胱尖与膀胱底之间的部分是膀胱体，膀胱的最下部为膀胱颈，在男性与前列腺相接，在女性与盆膈相接。膀胱颈的下端有尿道内口。膀胱的大小和形态随储存尿液的多少而变化。膀胱充盈时黏膜皱襞消失，向前上方延伸，呈卵圆形。少量尿液时膀胱呈球形。儿童膀胱空虚时呈梭形，充盈时呈梨形。

2. 膀胱的位置

成人膀胱位于盆腔的前部，耻骨联合的后方。膀胱空虚时膀胱尖不超过耻骨联合上缘；充盈时的膀胱尖高至耻骨联合以上，此时，由腹前壁折向膀胱的腹膜也随之上移，使膀胱前下壁直接与腹前壁相贴（图 1-34），此时可在耻骨联合上方进行膀胱穿刺术，既不经过腹膜腔，不伤及腹膜，也不会污染腹膜腔。新生儿膀胱的位置比成年人的高，尿道内口在耻骨联合上缘水平。老年人因盆膈承托力减弱，膀胱的位置较低。

3. 膀胱的毗邻

膀胱的前方邻接耻骨联合，两者间隙为膀胱前间隙或耻骨后间隙。间隙内有耻骨前列腺韧带（男性）、耻骨膀胱韧带（女性）、丰富的结缔组织和静脉丛。男性膀胱的后方与精囊、输精管末端和直肠相毗邻（图1-34），下方邻接前列腺；女性膀胱的后方与子宫和阴道相毗邻，下方邻接尿生殖膈。膀胱的上面有腹膜覆盖，男性膀胱与小肠相邻，女性膀胱与子宫相邻。因此，女性怀孕后子宫增大压迫前面的膀胱，会引起不同程度的生理性尿频。

膀胱能固定在盆腔里，是依靠耻骨前列腺韧带、耻骨膀胱韧带、脐正中襞和脐外侧襞等结构的作用，如果这些结构发育不良会引起膀胱脱垂、女性尿失禁等问题。

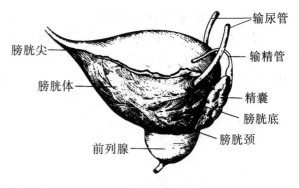

图1-33　男性膀胱侧面观

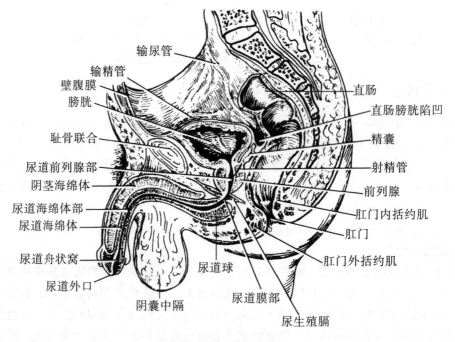

图1-34　男性盆腔

（二）膀胱内面的结构

膀胱壁由黏膜、肌层和外膜构成。膀胱空虚时黏膜收缩形成许多皱襞；充盈后这些皱襞被展平，膀胱腔内显得很光滑。但在膀胱底内面，两个输尿管口（ureteric orifice）与尿道内口（internal orifice of urethra）形成的三角形区域，此处由于缺少黏膜下组织，膀胱黏膜与肌层紧密相连，无论膀胱充盈或空虚时，黏膜始终保持平滑无皱襞，称为膀胱三角

(trigone of bladder)(图1-35)。膀胱三角是肿瘤、结核和炎症的好发部位，也是进行膀胱镜检或内镜下膀胱内治疗时的重要解剖标志结构。在膀胱三角的前下角，有一纵行嵴状的隆起，称为膀胱垂，成年男性该结构很明显，成年女性该结构不明显。在膀胱三角的后外侧角处，各有一呈裂隙状的输尿管口。输尿管口的外上方有一黏膜皱襞，称为输尿管襞，可阻止尿液反流回输尿管。两输尿管口之间的黏膜皱襞称为输尿管间襞（interureteric fold），膀胱镜下所见为一苍白带，是临床上寻找输尿管口的标志。

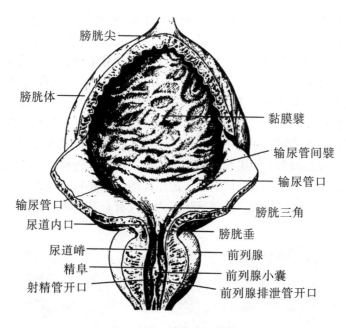

图1-35 膀胱内面结构

（三）膀胱的血管、淋巴管和神经支配

1. 膀胱的血管

（1）膀胱的动脉。膀胱的血液供应主要来自膀胱上动脉和膀胱下动脉。膀胱上动脉和膀胱下动脉起自髂内动脉前支。膀胱上动脉供应膀胱上侧壁。膀胱下动脉供应膀胱底部、前列腺及上尿道。次要的血液供应为闭孔动脉和阴部动脉等。在女性除膀胱动脉外，还有子宫动脉和阴道动脉供应膀胱血液。

（2）膀胱的静脉。膀胱静脉网分布于膀胱壁层，主干走向膀胱底部静脉丛，最终汇入髂内静脉。膀胱静脉丛向后在男性与膀胱前列腺静脉丛相汇合，在女性与子宫阴道静脉丛交通，向前则与阴部静脉交通。

2. 膀胱的淋巴管

膀胱的淋巴管起源于毛细淋巴管网。膀胱前部的淋巴管注入髂内淋巴结。膀胱后部及膀胱三角区的淋巴管主要注入髂外淋巴结，少部分注入髂内淋巴结、髂总淋巴结或骶淋巴结。

3. 膀胱的神经支配

膀胱受内脏神经支配,其中交感神经来自第11、12胸节和第1、2腰节,经盆丛随血管分布于膀胱括约肌;副交感神经来自盆内脏神经,分布到膀胱逼尿肌,当其受损时影响正常的排尿。交感神经、副交感神经两者共同管理膀胱括约肌、膀胱逼尿肌的舒张和收缩。但膀胱的正常充盈和排空主要是副交感神经的作用。

膀胱的感觉神经含有痛觉和本体感觉两种纤维。痛觉纤维主要接受来自膀胱壁的过度牵张、病变的刺激而引起的疼痛,本体感觉纤维主要传导尿液扩张的尿意。

(四)膀胱的组织结构

膀胱组织结构与输尿管相似,其壁由内向外分三层,为黏膜、肌层和外膜(图1-36)。黏膜形成许多皱襞,仅膀胱三角处的黏膜平滑,膀胱充盈时,皱襞减少或消失。黏膜由变移上皮和固有层结构组成。膀胱空虚时变移上皮很厚,约8～10层细胞,细胞较高,表层盖细胞大,呈矩形;膀胱充盈时上皮变薄,细胞层数减少,只有3～4层,细胞也变扁。电镜下,盖细胞游离面细胞膜有内褶和囊泡,膀胱充盈时内褶可展开拉平,细胞近游离面的胞质较浓密,可以防止膀胱内尿液侵蚀,有保护作用;细胞间有较为发达的紧密连接,防止高度浓缩的尿液中的各种离子进入组织,以及组织内的水进入尿液。固有层为富有弹性纤维的细密结缔组织。肌层由内纵、中环、外纵三层平滑肌组成,各层平滑肌束分界不清,相互交错。肌束间有较多的结缔组织,环行平滑肌在尿道内口处增厚为括约肌。外膜多为疏松结缔组织,除膀胱顶部为浆膜外,其余为纤维膜。

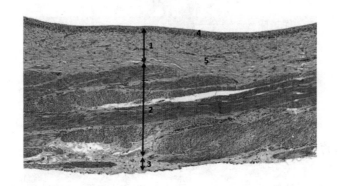

1. 黏膜;2. 肌层;3. 外膜;4. 黏膜变移上皮;5. 固有层。

图1-36 膀胱组织结构光镜

三、女性尿道

尿道(urethra)是膀胱与体外相通的一段通道。男、女性尿道差异较大。男性尿道除有排尿功能外,还兼有排精功能,在第二部分男性生殖系统中有详细叙述。

(一)女性尿道的形态和结构

女性尿道(female urethra)长3～5 cm,直径约0.6 cm,较男性尿道短、宽而直。起自膀胱的尿道内口,经阴道前方走行向前下(图1-37),穿过尿生殖膈,以尿道外口(external urethral orifice)开口于阴道前庭。在穿过尿生殖膈处被骨骼肌形成的尿道、阴道括约肌环绕,有控制排尿和紧缩阴道的作用。在尿道下端有开口于尿道周围的尿道旁腺。

尿道旁腺有炎症时可形成囊肿压迫尿道，引起尿路不畅。由于女性尿道短、宽而直，且开口于阴道前庭，距阴道口和肛门较近，故易引起尿路逆行性感染。

在尿道的纵切面上，后壁上部正中线上有一显著的黏膜皱襞，称为尿道嵴，与膀胱垂在上方相连。尿道的横切面呈横裂状。

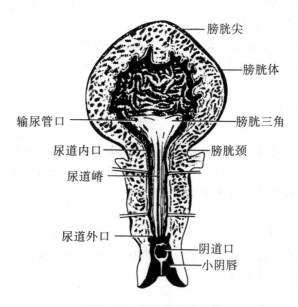

图1-37　女性膀胱及尿道

（二）女性尿道的血管、淋巴管和神经支配

1. 女性尿道的血管

（1）女性尿道的动脉。供应尿道的动脉有膀胱下动脉、阴道动脉和阴部内动脉。其中，膀胱下动脉供应上部尿道，阴道动脉供应中部尿道，阴部内动脉供应下部尿道。

（2）女性尿道的静脉。静脉向膀胱、阴道及阴部内静脉丛回流。

2. 女性尿道的淋巴管

在尿道黏膜下有许多淋巴管和淋巴腺，引流淋巴至两侧腹股沟及腹下淋巴结。

3. 女性尿道的神经支配

尿道的神经支配极其复杂，同时受躯体神经和内脏神经的支配。横纹肌括约肌有来自脊髓 S_2-S_4 经阴部神经的躯体神经分布，也有来自盆腔神经丛的自主神经。

（汪坤菊、陆海霞）

讨论：
老年前列腺增生肥大时，临床上为了解决排尿困难，常采取膀胱造瘘术。请问：手术在什么情况下进行？从哪里穿刺膀胱可不经腹膜腔？

小结与思考

1. 女性膀胱前为耻骨联合，后为子宫，请解释一下孕妇尿频的原因。
2. 输尿管沿着腰大肌往下走行，为何输尿管结石会引起腰部疼痛？
3. 女性输尿管在子宫角与子宫动脉有交叉，走行于子宫动脉的后下方。临床上结扎子宫动脉时如何避免损伤输尿管？
4. 女性尿道在形态上与男性尿道不同，其特点为短、宽、直。临床上，为什么女性尿道不容易患尿道结石，而容易患逆行性尿道感染、膀胱炎？

单项选择题

1. 输尿管_____。
   A. 起于肾盂，终于尿道内口　　B. 全程分腹、盆两部
   C. 腹部沿腰大肌后面下行　　　D. 男性输尿管与输精管交叉后穿入膀胱体
   E. 女性子宫动脉从其后下方跨过
2. 膀胱_____。
   A. 位于盆腔的中央　　　　　　B. 分为尖、体、底、颈 4 部分
   C. 体的内面有膀胱三角　　　　D. 底的中央有尿道内口
   E. 颈的两侧有输尿管口

（汪坤菊）

参考答案
1—2　DB

第三节　泌尿系统的发生

人胚发育的第 3～4 周，胚内中胚层由脊索向外依次分化为三部分：轴旁中胚层、间介中胚层和侧中胚层。泌尿系统和生殖系统的主要器官发生于间介中胚层。在颈段，间介中胚层形成分节的细胞团，称为生肾节（nephrotome），是前肾的原基；其余部分形成不分节的条索状，称为生肾索（nephrogenic cord），是中肾和后肾的原基。人胚第 4 周末，生肾索继续增生，与体节分离，从胚体后壁突向体腔，形成左右对称的分列于中轴两侧的一对纵行隆起，称为尿生殖嵴（urogenital ridge），是泌尿和生殖系统发生的原基。以后尿生殖嵴的尾侧出现一条纵沟，将其分成外侧粗长的中肾嵴（mesonephric ridge）和内侧细短的生殖腺嵴（gonadal ridge），后者是生殖腺的原基（图 1-38）。

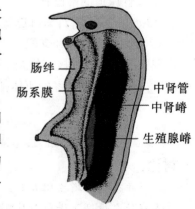

图 1-38　中肾嵴和生殖腺嵴的发生

一、肾和输尿管的发生

人胚肾的发生经历三个阶段,即从胚体颈部到腰骶部先后形成的前肾、中肾和后肾(图 1-39)。前肾和中肾是生物进化过程的重演,后肾是人的永久肾。

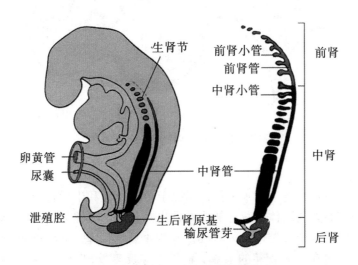

图 1-39 前肾、中肾和后肾的发生

(一)前肾

人胚第 4 周初,颈部两侧的生肾节内先后形成 7~10 对横行的上皮性小管,称前肾小管(pronephric tubule),其内侧端开口于胚内体腔,外侧端向尾部延伸,互相连接形成一条纵行的前肾管(pronephric duct)。前肾小管和前肾管组成前肾(pronephros)。前肾在人类无泌尿功能,在人胚第 4 周末,前肾小管退化,但前肾管的大部分保留并向尾部延伸,开口于泄殖腔。

(二)中肾

人胚第 4 周末,前肾小管退化,中肾(mesonephros)开始发生。由于中肾的发育,胸、腰部体节外侧的生肾索增大成为中肾嵴。中肾嵴内,从头端至尾端先后出现许多泡样结构,以后变成横行的"S"形小管,共约 80 对,称中肾小管(mesonephric tubule)。当尾端的中肾小管分化形成时,头端的中肾小管已退化,因此,在任何时候中肾小管都不会超过 40 对。中肾小管内侧端膨大并凹陷成双层的肾小囊,包绕来自背主动脉分支的毛细血管球,形成肾小体。中肾小管外侧端与中肾管相通(图 1-39、图 1-40)。中肾管(mesonephric duct)又称 Wolff 管,由前肾管顶端的细胞增殖并向尾端迁移形成,位于发育中的中肾小管的背外侧。中肾管开始为实心的杆状,当向下迁移与泄殖腔壁融合时,才出现管腔,腔化过程由尾端向头端推进。人类的中肾可产生少量尿液。人胚第 10 周后,中肾退化,仅留下中肾管及尾端少部分中肾小管。

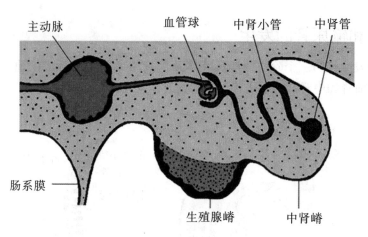

图1-40 中肾小管示意

（三）后肾

后肾（metanephros）为人体永久肾，起源于输尿管芽和生后肾原基。人胚第5周初，中肾管末端近泄殖腔处向胚体的背外侧头端发出一盲管，称输尿管芽（ureteric bud）。输尿管芽长入骶部的间介中胚层内，并将其诱导为生后肾原基（metanephrogenic blastema），又称生后肾组织，包在输尿管芽的末端。输尿管芽反复发出分支，其主干部分形成输尿管，各级分支分别形成肾盂、肾盏和集合小管（图1-41）。

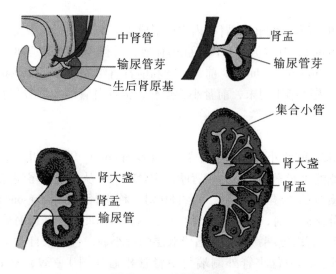

图1-41 后肾的发生

集合小管的末端呈"T"形分支，诱导邻近的生后肾原基形成细胞团，附于弓形集合小管的盲端。细胞团逐渐变成肾小泡，肾小泡再形成"S"形肾小管，并逐渐增长，分化成肾小管各段。肾小管的一端与集合小管的盲端相连，以后管腔接通；另一端膨大凹陷形成肾小囊，毛细血管伸入肾小囊内形成血管球，肾小囊与血管球组成肾小体。肾小管与肾小体共同组成肾单位（图1-42）。近髓肾单位发生较早，随着集合小管末端不断向皮质浅层生长并分支，陆续诱导生后肾原基形成浅表肾单位。生后肾原基的外周部分形成肾被膜。胎儿出生后，不再发生新的集合小管和肾单位，肾的增大是因为肾单位的生长而不是数目的增多。

人胚第12周左右，后肾开始产生尿液，尿液排入羊膜腔，成为羊水的主要来源。由于后肾发生于中肾嵴尾部，故肾的原始位置较低，位于盆腔。随着胎儿的生长和输尿管芽的伸展及胚体直立，肾逐渐上升至腰部。在肾上升的同时，也沿纵轴旋转，肾门从腹侧转向内侧。

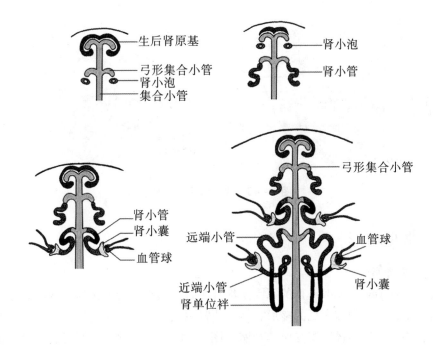

图1-42 后肾肾单位的发生

二、膀胱和尿道的发生

人胚第4～7周，尿直肠隔将泄殖腔分隔为背侧的原始直肠和腹侧的尿生殖窦两部分。泄殖腔膜同时被分割为背侧的肛膜和腹侧的尿生殖窦膜。

膀胱和尿道由尿生殖窦演变形成，尿生殖窦分为3段。①上段：宽大，发育为膀胱，其顶端与尿囊相连。膀胱与脐之间的尿囊缩窄，称脐尿管（urachus），胎儿出生前脐尿管闭锁成纤维索，称脐中韧带。输尿管最初开口于中肾管，中肾管开口于泄殖腔。随着膀胱的发育扩大，左、右中肾管的尾端并入膀胱后壁内，使输尿管开口于膀胱，而中肾管的开口下移到尿道起始部。②中段：呈狭窄管状，在女性形成尿道的大部分，在男性形成尿道的前列腺部和膜部。③下段：在女性形成尿道下段和阴道前庭，在男性形成尿道的海绵体部（图1-43）。

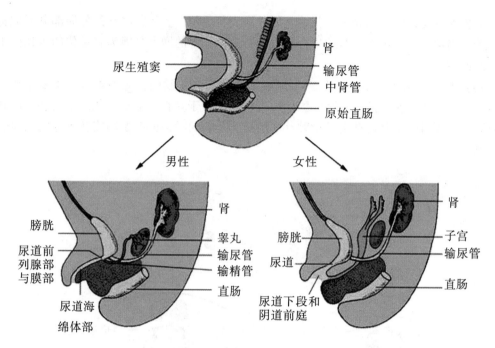

图 1-43 膀胱和尿道的发生

三、常见畸形

(一) 多囊肾

多囊肾（polycystic kidney）的原因是集合小管与远端小管未接通，或集合小管发育异常，管道阻塞，是一种较常见的畸形。结果使肾单位内产生的尿液积聚，肾内出现许多大小不等的囊泡，而周围肾组织受压、萎缩（图 1-44A）。双侧多囊肾可造成肾功能障碍。

(二) 异位肾

肾在上升过程中受阻，人出生后肾未达到正常位置，称异位肾（ectopic kidney）。异位肾常见位于骨盆腔内，也有位于腹腔低位处，与肾上腺分离（图 1-44B）。

(三) 马蹄肾

马蹄肾（horseshoe kidney）是左右肾的下端异常融合形成马蹄形。由于肾在上升过程中受肠系膜下动脉根部的阻挡，故其位置较低（图 1-44C）。由于两侧输尿管受压，易发生尿路阻塞及感染。

(四) 肾缺如

肾缺如（renal agenesis）的成因是中肾管未长出输尿管芽，或输尿管芽未能诱导生后肾原基分化为后肾。单侧肾缺如多见，由于功能上的代偿可能无症状。双侧肾缺如少见。

(五) 双输尿管

双输尿管（double ureter）是由于输尿管芽过早分支或同侧发生两个输尿管芽所致。此时一个肾有两个肾盂，各连一条输尿管，两条输尿管分别开口于膀胱，或合并为一条后开口于膀胱。

（六）脐尿瘘

膀胱顶端与脐之间的脐尿管未闭锁，人出生后尿液可从脐部漏出，称为脐尿瘘（urachal fistula）（图1-44D）。若仅脐尿管中段未闭锁且扩张，称脐尿囊肿（urachal cyst）。

（七）膀胱外翻

膀胱外翻（exstrophy of bladder）是由于尿生殖窦与表面外胚层之间未出现间充质，膀胱腹侧壁与脐下腹壁之间无肌肉发生，致使表皮和膀胱前壁破裂，膀胱黏膜外翻。

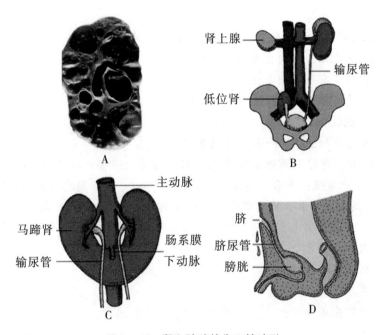

图1-44 肾和膀胱的先天性畸形

（陆海霞）

> 讨论：
> 近年来，外泌体在临床应用的相关研究中，特别是诊断、治疗和生物标记的开发中迅速发展起来。请查阅文献后，讨论关于外泌体的研究进展。

小结与思考

1. 肾小管是如何重吸收各种营养成分的？
2. 泌尿系统大部分器官被覆的是变移上皮，而尿道被覆的是复层柱状上皮，为什么？
3. 你了解三聚氰胺事件吗？三聚氰胺引发的肾结石，如何解释其产生的机理？

☞ 单项选择题

1. 女性，25 岁，发热咳嗽 4 天后出现肉眼血尿，晨起眼睑水肿。入院检查：尿蛋白阳性，显微镜下为严重的变形红细胞。

(1) 出现蛋白尿和血尿，与肾脏_____结构被破坏有关。

    A. 球旁复合体   B. 滤过屏障

    C. 血管球   D. 近端小管曲部

    E. 远端小管曲部

(2) 关于滤过屏障的结构特征，以下选项哪项是错误的？_____。

    A. 血管球毛细血管内皮有许多小孔

    B. 内皮腔面有一层糖蛋白

    C. 足细胞突起包绕毛细血管，突起间有裂孔

    D. 足细胞裂孔上无隔膜，有利于滤过

    E. 内皮与足细胞间有一层完整的基膜

2. 男性，17 岁，感冒 1 周后出现颜面及双下肢浮肿。查体：血压 140/90 mmHg，颜面及双下肢浮肿。尿常规：蛋白（++），红细胞（+）。诊断为急性肾小球肾炎。

(3) 浮肿、高血压与水、钠潴留有关，水、钠在肾小管中的重吸收与下列_____激素有关。

    A. 醛固酮

    B. 抗利尿激素

    C. 醛固酮和抗利尿激素

    D. 红细胞生成素

    E. 肾素

(4) 醛固酮和抗利尿激素影响_____结构对水、钠的重吸收。

    A. 近端小管

    B. 细段

    C. 远端小管

    D. 集合管

    E. 远曲小管和集合管

（陆海霞）

参考答案

(1) B   (2) D   (3) C   (4) E

第二章　泌尿系统的功能及其调节

肾是生成尿液的重要器官，排出的终尿与肾血流量有关联。正常成人在安静状态下，流经两肾的血流量，称作肾血流量（renal blood flow，RBF），约为 1 200 mL/min，相当于心输出量的 20%～25%，而肾仅占体重的 0.5% 左右，因此，肾是机体供血最丰富的器官［约 1 200 mL/（100 g·min）］。其中，约 94% 的血流供应肾皮质，约 5% 供应外髓部，剩余不到 1% 供应内髓部。

肾的血液循环很独特，具有肾小球毛细血管和管周毛细血管两套毛细血管床，它们以串联方式通过出球小动脉相连。肾小球毛细血管网中的血压较高（约 60 mmHg），有利于肾小球毛细血管中血浆快速滤过；管周毛细血管包绕在肾小管的周围，毛细血管内血压低（约 13 mmHg），同时，血管内胶体渗透压高，有利于肾小管的重吸收。

肾生成的尿液通过输尿管输送到膀胱，由膀胱暂时储存。当储存到一定量时，可通过排尿反射将尿通过尿道排出体外。肾生成尿液的过程受神经、体液及肾自身的调节。肾还具有内分泌的重要功能，它能合成和释放多种具有生物活性的物质，例如，合成和释放肾素，调节动脉血压；合成和释放促红细胞生成素，生成红细胞；肾中的 1α-羟化酶参与 1,25-二羟维生素 D_3 的合成，调节钙的吸收和血钙水平；肾还可以促进激肽和前列腺素生成，调节局部或全身血管活动。同时，肾还是糖异生的场所之一。

本章主要介绍尿液的生成过程及其调节、排尿反射以及肾功能的评价。

第一节　尿生成的过程及决定和影响尿生成的因素

肾单位是生成尿液的功能单位。肾单位中，皮质肾单位（又称浅表肾单位）的主要功能是生成原尿并重吸收；而近髓肾单位（又称髓旁肾单位）的主要功能则是参与尿液的浓缩和稀释。集合管在尿液的浓缩和稀释中也发挥了重要作用。

尿生成的过程包括三个环节：①肾小球滤过；②肾小管和集合管的重吸收；③肾小管和集合管的分泌。这三个环节紧密联系且有序进行，最后生成终尿。尿液的生成可有效地调节水、电解质平衡及酸碱平衡。

一、肾小球的滤过

肾小球滤过是指血液流经肾小球毛细血管网时，血浆中除蛋白质外，其余成分几乎都能被滤过进入肾小囊中，滤出的液体称为超滤液（ultrafiltrate），又称为原尿（primary urine），是尿生成的第一步。原尿经肾小管、集合管、肾盂、输尿管进入膀胱后形成终尿

(final urine)。用微穿刺方法抽取肾小囊超滤液并进行分析,结果表明肾小囊内液体的成分,除蛋白质外,其余成分如葡萄糖、氯化物、无机磷酸盐、尿酸、尿素和肌酐等均与血浆中该物质的浓度非常接近,肾小囊内液体的渗透压及酸碱度与血浆也非常接近。因此,可以认为肾小球滤出液是血浆的超滤液。

(一) 滤过膜的结构及其通透性

1. 滤过膜的结构

滤过膜由三层结构组成:毛细血管内皮细胞、毛细血管基膜、肾小囊脏层上皮细胞层。

(1) 内层是有孔的毛细血管内皮细胞,这些小孔称为窗孔(fenestrae)。水和小分子溶质(如各种离子、尿素、葡萄糖等)及小分子量蛋白质可自由通过,但血细胞无法通过。由于毛细血管内皮细胞的表面有带负电荷的糖蛋白,其可阻止带负电荷的蛋白质通过。

(2) 中间层为毛细血管基膜,是非细胞性结构,由基质和一些带有负电荷的蛋白质构成,膜上有直径为4～8 nm的多角形网孔,网孔的大小和所带电荷的性质即为机械屏障和电荷屏障作用,决定了肾小球滤过的成分。

(3) 外层是具有足突的肾小囊脏层上皮细胞,又称足细胞。足细胞的足突之间覆有的裂孔膜,是滤过膜的最后一道屏障。肾小球滤过膜上还有一种蛋白质,称为裂孔素(nephrin),是足细胞裂孔膜上主要的蛋白质成分,其作用主要是阻止蛋白质的漏出。当缺乏裂孔素时,尿中将出现蛋白质。

2. 滤过膜的分子通透性

两侧肾脏共有200万个以上的肾单位,正常情况下,全部肾小球均有超滤液生成。两侧肾脏肾小球的滤过面积达1.5 m²左右,且保持相对稳定。不同物质透过滤过膜的能力取决于滤过物质分子半径的大小及其所带的电荷(图2-1)。一般说来,分子有效半径小于2.0 nm的中性物质可自由滤过(如葡萄糖);有效半径大于4.2 nm的物质是不能滤过的;而有效半径在2.0～4.2 nm的各种物质,则随分子有效半径的增加,滤过量逐渐减少。用不同有效半径的中性右旋糖酐分子进行实验,可证明滤过物质分子大小与滤过之间的关系。然而,分子有效半径约为3.6 nm的血浆白蛋白(分子量约为96 000)却难以滤过,这是因为白蛋白带负电荷。用带不同电荷的右旋糖酐进行实验,可观察到即使有效半径相同,带正电荷的右旋糖酐较易通过,而带负电荷的右旋糖酐则较难通过。上述结果表明,滤过膜的通透性不仅取决于滤过膜孔径的大

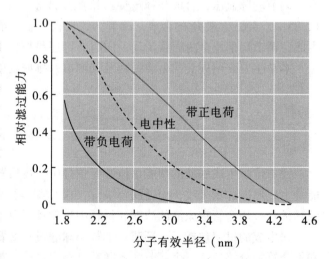

图2-1 分子有效半径和所带电荷对右旋糖酐滤过能力的影响

小，还取决于滤过膜所带的电荷。在病理情况下，肾脏基底膜上负电荷减少或消失，导致带负电荷的血浆白蛋白被滤过，出现蛋白尿（proteinuria）或白蛋白尿（albuminuria）。

（二）滤过的动力——有效滤过压或净滤过压

肾小球毛细血管上任意一点的滤过动力可用有效滤过压（effective filtration pressure）或净滤过压（net filtration pressure）来表示。与体循环毛细血管床生成组织液的原理类似，有效滤过压等于促进超滤液生成的动力与对抗超滤液生成的阻力之间的代数和。有效滤过压由 4 种力量决定。①肾小球毛细血管血压：促使超滤液生成的力量。②肾小囊内压：对抗超滤液生成的力量。③肾小球毛细血管的血浆胶体渗透压：对抗超滤液生成的力量。④肾小囊内液胶体渗透压：促使超滤液生成的力量。但在正常条件下，肾小球滤过液中的蛋白质浓度极低，可忽略不计。

因此，肾小球有效滤过压 =（肾小球毛细血管血压 + 肾小囊内液胶体渗透压）-（肾小球毛细血管的血浆胶体渗透压 + 肾小囊内压）。

皮质肾单位的入球小动脉口径较出球小动脉口径粗一倍，血流阻力较小，因此，肾小球毛细血管血压比其他器官的毛细血管血压高。用微穿刺法可测得肾小球毛细血管血压平均值约为 45 mmHg（为主动脉平均压的 40% 左右）。用微穿刺法还检测到从肾小球毛细血管的入球端到出球端，血压下降不多，血压值几乎相等。正常情况下，肾小囊内液胶体渗透压接近于 0，肾小球毛细血管入球端血浆胶体渗透压约为 25 mmHg，肾小囊内压（简称囊内压）约为 10 mmHg，将上述数值代入公式，得到：

肾小球入球端的有效滤过压 =（45 + 0）-（25 + 10）= 10 mmHg。

在肾小球毛细血管不同部位，有效滤过压并不相同。越靠近入球动脉端，有效滤过压越高。这主要是由于，随着超滤液不断生成，血浆中的蛋白质浓度逐渐升高，血浆胶体渗透压逐渐增大，使滤过的阻力不断增大，有效滤过压就逐渐减小。当滤过阻力与滤过动力相等时，有效滤过压降为 0，此时滤过停止，称为滤过平衡（filtration equilibrium）。由此可见，并不是肾小球毛细血管全段都有滤过发生，只有在入球小动脉端到出现滤过平衡处有滤过发生（图 2-2）。出现滤过平衡的位置距离入球小动脉端越近，则能够滤过的毛细血管越短，总有效滤过面积越小，肾小球滤过率越低。反之，滤过平衡的位置越靠近出球小动脉端，能够滤过的毛细血管越长，肾小球滤过率就越高。若达不到滤过平衡，则全段肾小球毛细血管都有滤过发生。

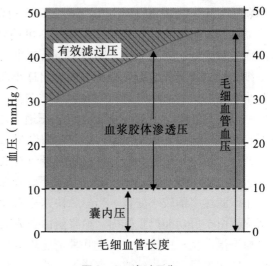

图 2-2 滤过平衡

（三）评价肾小球滤过功能的指标

1. 肾小球滤过率

单位时间内（每分钟）两肾生成的超滤液量称为肾小球滤过率（glomerular filtration

rate，GFR)，用 mL/min 来表示。GFR 是评价肾小球滤过功能的重要指标之一。据测定，正常成年人的肾小球滤过率约为 125 mL/min。照此计算，24 小时两侧肾脏肾小球滤过生成的超滤液量高达 180 L。肾小球滤过率与体表面积呈一定的比例，将肾小球滤过率除以单位体表面积（m^2）来比较的话，男性稍高于女性。运动状态、饮食、年龄、情绪、妊娠和昼夜节律等对肾小球滤过率均有影响。

2. 滤过分数

肾小球滤过率与肾血浆流量的比值称为滤过分数（filtration fraction，FF）。据测定，肾血浆流量约为 660 mL/min，则滤过分数为 125/660 ×100% ≈ 19%。这就意味着血液流经肾脏时，约有 1/5 的血浆经肾小球毛细血管滤出形成超滤液。

临床上发生急性肾小球肾炎时，肾血浆流量变化不大，但肾小球滤过率显著降低，此时滤过分数减小；而发生心力衰竭时，肾血浆流量明显减少，而肾小球滤过率变化不大，此时滤过分数增大。

（四）影响肾小球滤过的因素

肾小球的滤过受多种因素的影响，如有效滤过压、肾血浆流量和滤过膜的通透性等。

1. 有效滤过压

（1）肾小球毛细血管血压。正常情况下，肾小球毛细血管血压约为 45 mmHg。肾小球毛细血管血压的变化是生理状态下影响 GFR 的主要因素。肾小球毛细血管血压升高时 GFR 增加；反之，GFR 减小。

全身动脉血压在 70～180 mmHg 范围内波动时，由于肾血流量的自身调节机制，肾血流量和肾小球毛细血管血压都能保持相对稳定，GFR 不会受大的影响。若超出这一范围，动脉血压升高或降低，肾小球毛细血管血压可出现相应变化，肾小球滤过率也随之变化。当动脉血压下降至 40 mmHg 以下时，GFR 可降至 0，导致无尿。在高血压病的晚期，入球小动脉因发生器质性病变而变得狭窄，可使肾小球毛细血管血压显著降低，引起 GFR 下降而导致少尿，甚至无尿。同理，当入球小动脉收缩时，入球小动脉阻力增加，则肾小球毛细血管血压降低，GFR 减小。而当出球小动脉中度收缩时，出球小动脉阻力增加，导致肾小球毛细血管血压升高，GFR 轻度增加。

（2）囊内压。正常情况下，囊内压通常比较稳定，约 10 mmHg。当肾盂或输尿管因结石、肿瘤压迫或其他任何原因引起输尿管阻塞时，小管液或终尿不能排出，引起逆行性压力升高，最终导致囊内压升高，将会导致有效滤过压和肾小球滤过率降低。

（3）血浆胶体渗透压。正常情况下，血浆胶体渗透压不会发生大幅度波动，它是影响肾小球滤过率的较小变量。当静脉快速输入大量生理盐水后，血浆蛋白被稀释；或在病理情况下由于肝功能严重受损，血浆蛋白合成减少；或由于肾小球毛细血管通透性增加，大量血浆蛋白从尿中排出，以上几种情况均可导致血浆蛋白减少，血浆胶体渗透压降低，继而有效滤过压和肾小球滤过率增加。然而在临床中观察到，血浆蛋白浓度显著降低时尿量增多并不明显，可能是由于此时肾小球滤过膜的通透性也有所下降，且体循环毛细血管床的组织液生成增多，因此，肝、肾疾病引起的低蛋白血症患者体内常出现腹水或组织水肿。

2. 肾血浆流量的变化

肾血浆流量对肾小球滤过率的影响是通过改变滤过平衡发生的位置而非改变有效滤过压实现的。当肾血浆流量增大时，肾小球毛细血管中血浆胶体渗透压上升的速度减缓，滤过平衡点向出球小动脉端移动，甚至出现不能达到滤过平衡的情况，即有效滤过面积增大，故 GFR 增加；相反，当肾血浆流量减少时，滤过平衡点则靠近入球动脉端，即有效滤过面积减小，故 GFR 减小。应激状态下（如剧烈运动、大失血、缺氧等情况），肾交感神经剧烈兴奋引起入球小动脉收缩，血流阻力明显增加时，肾血浆流量明显减少，则肾小球滤过率显著降低。

3. 滤过膜的通透性

滤过系数（filtration coefficient，K_f）是指在单位有效滤过压的驱动下，单位时间内经滤过膜滤出的液体量。K_f 是滤过膜的有效通透系数（k）与滤过面积（s）的乘积，即 $K_f = k \times s$。发生某些疾病时，如急性肾小球肾炎，肾小球毛细血管腔发生狭窄或阻塞，有滤过功能的肾小球数量减少，严重影响滤过面积，使 K_f 减小，肾小球滤过率降低，可导致少尿甚至无尿。肾小球毛细血管间的系膜细胞具有收缩能力，系膜细胞的收缩与舒张受到体内一些缩血管和舒血管物质的调节，可影响滤过面积和有效通透系数。

（五）肾小球滤过的调节

肾小球滤过受到许多因素的调节。在正常生理情况下，尽管全身血压和肾的血流量会不断发生变化，但是 GFR 总是维持在相对稳定的水平。这一结果主要是通过自身调节和球-管反馈两种机制实现。

（1）自身调节。当平均动脉压升高时，入球小动脉收缩，从而抑制了肾小球毛细血管内血压的升高；相反，当平均动脉压降低时，入球小动脉舒张，肾小球毛细血管内的血流增多，从而维持肾小球毛细血管的血压，使肾小球滤过率得以维持。肾小球毛细血管血压自身调节的有效值是平均动脉压 70 mmHg，当平均动脉压小于该值时，GFR 会随着平均动脉压的降低而降低。当平均动脉压小于 40 mmHg 时，肾小球滤过将会停止。自身调节的机制目前尚不清楚，可能是由于入球小动脉壁上的肌牵张感受器受到牵张刺激的结果，这一过程可能由 ATP 介导，另外，血管紧张素Ⅱ也可能与该过程有关。

（2）球-管反馈。肾小管内小管液的流量受致密斑细胞的监控。当单个肾单位的肾小球滤过率增加时，到达远端肾小管的 Na^+ 和 Cl^- 会相应增加，Cl^- 的增加激发致密斑反应，引起入球小动脉的收缩，最终使肾血浆流量减少，单个肾单位的肾小球滤过率就会恢复到正常值。球-管反馈机制可通过调节肾小球滤过率来减少盐和水分的丢失。尽管这一过程的传导介质尚不清楚，但血管紧张素Ⅱ可能在其中发挥了重要作用。腺嘌呤核苷和血栓素均可引起入球小动脉的收缩，该反应也被认为与球-管反馈机制有关。当氯化钠摄入增加时，一氧化氮（NO）对降低球-管反馈可能起着重要作用。

在异常情况下，神经和激素的调控也发挥着重要作用。当机体有效循环血量不足时，去甲肾上腺素和血管紧张素Ⅱ使肾的小动脉收缩以维持肾小球滤过率，但这是以减少肾血浆流量为代价的。值得注意的是，肾内前列腺素和 NO 抵消了入球小动脉的收缩作用，因此，血管的状态是由引起缩血管与舒血管的各种激素或活性物质综合作用的结果。应用非甾体类抗炎药抑制前列腺素的合成时，特别是在血管紧张素Ⅱ水平较高的情况下，容易引起严重的血管收缩和肾小球滤过率的急剧降低。相反，当血容量增加时，去甲肾上腺素和血管紧张素Ⅱ的水平降低，同时，多巴胺和心钠素的水平升高，可引起肾血浆流量和尿钠的排泄量增加，最终血容量恢复正常。

二、肾小管和集合管的物质转运功能

比较肾小囊内形成的超滤液与最终排出的终尿，二者的质和量都有显著不同。超滤液进入肾小管后称为小管液（tubular fluid），小管液沿肾小管流至集合管，经历了重吸收、分泌或排泄。重吸收（reabsorption）是指小管液中的水和某些溶质被肾小管上皮细胞重新转运回到血液中的过程。分泌（secretion）是指肾小管上皮细胞将自身代谢的产物转运到小管液中的过程。排泄（excretion）是指血液中过剩的物质、一些代谢产物，以及进入体内的异物、毒物或药物经肾小管上皮细胞排出到小管液中的过程。一般情况下，并不严格区分分泌与排泄，二者常统称为分泌。

（一）肾小管重吸收的特点及方式

1. 肾小管重吸收的特点

（1）重吸收量大。正常人两肾生成的超滤液可达 180 L/d，而终尿量仅约 1.5 L/d，说明肾小管和集合管对水的重吸收量高达 99% 以上，终尿排出量还不到原尿的 1%。由此可知，重吸收对尿量的影响极大，如果水的重吸收率减少 1%，那么尿量就会增加 1 倍。

（2）重吸收具有选择性。肾小囊内形成的超滤液与血浆相比，除蛋白质的含量外，其余成分的含量都很接近。肾小管和集合管对小管液中物质的重吸收具有高度选择性的特点，具体表现为以下几种情况：小管液中的葡萄糖和氨基酸全部被重吸收，在终尿中几乎不存在；水、Na^+、Cl^- 和 HCO_3^- 等大部分被重吸收；肌酐则完全不被重吸收。

2. 肾小管重吸收的方式

被动转运是指不需由代谢直接供能，小管液中的物质顺电化学梯度经上皮细胞进入血液的过程，包括扩散、渗透等方式。浓度差和电位差是被动重吸收的动力。

主动转运是指消耗代谢产生的能量将小管液中的物质逆电化学梯度跨膜转运的过程。原发性主动转运包括钠-钾泵转运、质子泵转运、钙泵转运等。继发性主动转运包括 Na^+-葡萄糖同向转运、Na^+-氨基酸同向转运、Na^+-H^+ 交换、Na^+-K^+ 交换等。各种转运体和通道蛋白在各段肾小管上皮顶端膜和基底侧膜上的分布不同，故对各种物质的转运过程也不相同。

与肠黏膜上皮细胞对肠腔内的各种营养物质的吸收方式一样，肾小管和集合管的物质转运也分为跨细胞途径和细胞旁途径两种方式。

（二）肾小管和集合管中各种物质的重吸收与分泌

由于肾小管和集合管各段各种转运体的分布不同，小管液的成分也不断变化，肾小管各段的物质转运方式、转运量和转运机制皆不尽相同。以下主要讨论几种重要物质的转运机制。

1. Na^+、Cl^- 和水的重吸收

肾小球每天滤过的 Na^+ 约有 500 g，而每天通过尿液排出的 Na^+ 仅 3～5g，这说明滤过的 Na^+ 约 99% 被肾小管和集合管重吸收。小管液中 65%～70% 的 Na^+、Cl^- 和水在近端

小管被重吸收（等渗性重吸收），约 20% 的 NaCl 和约 15% 的水在髓袢被重吸收，还有约 12% 的 Na^+、Cl^- 和不等量的水在远曲小管和集合管被重吸收。

（1）近端小管。近端小管是 Na^+、Cl^- 和水被重吸收的主要部位。其中，约 2/3 经过跨细胞途径被重吸收，主要发生在近端小管的前半段；约 1/3 经过细胞旁途径被重吸收，主要发生在近端小管的后半段（图 2-3）。

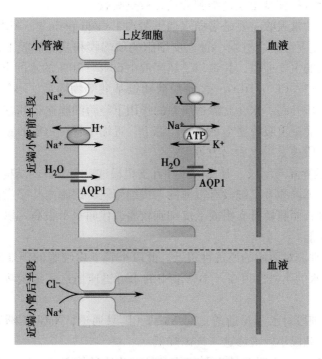

图 2-3 近端小管的物质转运示意

在近端小管的前半段，Na^+ 被重吸收到上皮细胞的过程与 H^+ 的分泌以及与葡萄糖、氨基酸的重吸收相耦联。在近端小管上皮细胞顶端膜上存在 Na^+-葡萄糖同向转运体、Na^+-氨基酸同向转运体以及 Na^+-H^+ 交换体。当基底侧膜上的钠-钾泵将细胞内的 Na^+ 转运出细胞，造成细胞内低 Na^+ 水平，小管液中的 Na^+ 在顺电化学梯度通过顶端膜进入上皮细胞的同时，可将葡萄糖、氨基酸通过同向转运体转运入上皮细胞（继发性主动转运）。借助 Na^+ 进入上皮细胞的过程，细胞内的 H^+ 通过顶端膜的 Na^+-H^+ 交换体进行逆向转运，将 H^+ 分泌到小管液中。进入上皮细胞的 Na^+，再经基底侧膜中的钠-钾泵被泵出细胞进入组织间液。进入上皮细胞的葡萄糖和氨基酸则通过基底侧膜上的载体以易化扩散的方式被转运出上皮细胞，进入血液循环。由于上皮细胞间存在紧密连接，Na^+ 等不断进入细胞间液后使其静水压升高，促使 Na^+ 和水被重吸收入毛细血管。在近端小管前半段，由于 Na^+-H^+ 交换使细胞内的 H^+ 分泌入小管液，继而 HCO_3^- 被重吸收，而 Cl^- 却不被重吸收，造成小管液中的 Cl^- 浓度高于管周组织间液。

在近端小管后半段，主要是对 Na^+ 和 Cl^- 的重吸收。Na^+ 的重吸收是通过上皮细胞顶端膜上的 Na^+-H^+ 交换体进行的，而 Cl^- 通过 Cl^--HCO_3^- 交换体的反向转运进行，其转

运结果是使 Na^+ 和 Cl^- 进入细胞，H^+ 和 HCO_3^- 进入小管液，HCO_3^- 再以 CO_2 的形式重新进入细胞。进入上皮细胞的 Cl^- 通过基底侧膜的 K^+-Cl^- 同向转运体转运至组织间液，再吸收入血。此外，由于近端小管后半段小管液中的 Cl^- 浓度较细胞间液中的 Cl^- 浓度高 20%～40%，Cl^- 可顺浓度梯度经紧密连接进入细胞间液而被重吸收（细胞旁途径）。由于 Cl^- 重吸收入组织间隙，小管液中阳离子相对增多，造成肾小管内外电位差，驱使小管液内的部分 Na^+ 顺电位梯度也通过细胞旁途径被重吸收。

近端小管对水的重吸收主要是借助水通道蛋白 1（aquaporin 1，AQP1）在渗透压作用下完成的。AQP1 主要分布在近端小管上皮细胞的顶端膜和基底侧膜上，对水具有高度通透性，是水重吸收的主要通道，其参与了超滤液中 60%～70% 的水的重吸收。上皮细胞主动或被动重吸收 Na^+、Cl^-、HCO_3^-、葡萄糖和氨基酸等物质后，小管液的渗透压降低，而细胞间液的渗透压升高。水在此渗透压差的作用下经跨细胞途径和细胞旁途径两条途径进入组织间隙，进而被重吸收至毛细血管。综上，近端小管对物质的重吸收为等渗性重吸收，即小管液在此段被重吸收后仍为等渗液。

（2）髓袢。髓袢降支细段、升支细段和升支粗段这三个节段的结构和功能不同。在结构上看，髓袢降支细段和升支细段有很薄的上皮细胞层，细胞内几乎没有线粒体，代谢水平低，且无刷状缘；而髓袢升支粗段上皮细胞较厚，代谢水平很高。以下着重介绍这三个节段的物质转运功能。

1）髓袢降支细段对溶质的通透性很低。此段小管上皮细胞的顶端膜和基底侧膜分布了大量 AQP1，对水的通透性很高，小管液中的水可迅速地进入组织液，导致小管液渗透压逐渐升高。

2）髓袢升支细段对水不易通透，对 Na^+、Cl^- 易通透，NaCl 不断通过被动扩散的方式进入组织间液，此段小管液渗透压逐渐降低。

3）髓袢升支粗段是重吸收的主要部位。肾小球滤过的 Na^+、K^+、Cl^- 有 25% 左右是在此段被主动重吸收的，此外，Ca^{2+}、Mg^{2+} 等也在此段被重吸收。升支粗段重吸收 Na^+ 的机制如下所示。①升支粗段上皮细胞基底侧膜上的钠-钾泵保持细胞内 Na^+ 浓度处于较低水平，是 Na^+ 重吸收的动力。②此段小管上皮细胞顶端膜存在 $Na^+-K^+-2Cl^-$ 的同向转运体 2（$Na^+-K^+-2Cl^-$ cotransporter type 2，NKCC2）。NKCC2 利用 Na^+ 顺浓度梯度扩散入细胞释放的势能同向转运 1 个 Na^+、1 个 K^+ 和 2 个 Cl^- 进入细胞，其中，K^+ 和 Cl^- 为逆浓度梯度转运。③进入细胞内的 Na^+ 再通过基底侧膜的钠泵进入组织间液，Cl^- 顺浓度梯度经基底侧膜的氯通道进入组织间液，而 K^+ 则顺浓度梯度经顶端膜返回到小管液中，并造成小管液呈大约 +8 mV 的正电位。④小管液正电位（由上述 K^+ 返回小管液造成）促使小管液中的 Na^+、K^+、Ca^{2+}、Mg^{2+} 等阳离子经细胞旁途径进入组织间隙被重吸收。呋塞米和依他尼酸可抑制 NKCC2，进而抑制髓袢对 Na^+ 和 Cl^- 的重吸收，达到较强的利尿效果。

髓袢升支粗段对水不通透，所以小管液在沿着髓袢升支粗段流动时，随着溶质被重吸收，其渗透压逐渐降低，而管外渗透压则逐渐升高。这种水盐重吸收分离的现象为尿液稀释和浓缩提供了重要基础。

（3）远曲小管和集合管。此处对 Na^+、Cl^- 和水的重吸收可根据机体水盐平衡的实际情况进行调节。Na^+ 的重吸收主要受醛固酮的调节，水的重吸收主要受抗利尿激素的调节。

1) 在远曲小管上皮细胞的顶端膜存在 $Na^+ - Cl^-$ 同向转运体（$Na^+ - Cl^-$ cotransporter，NCC），可主动重吸收 NaCl，小管液中的 Na^+ 和 Cl^- 进入细胞后，Na^+ 则由钠-钾泵转运出细胞（图2-4）。噻嗪类利尿剂可抑制 NCC 从而产生利尿作用。远曲小管对水仍不通透，所以随着 NaCl 的重吸收，小管液渗透压继续降低。

2) 集合管上皮细胞有两种类型：约 90% 为主细胞（principal cell），另外约 10% 为闰细胞（intercalated cell）。主细胞主要重吸收 NaCl 和水，分泌 K^+。闰细胞主要分泌

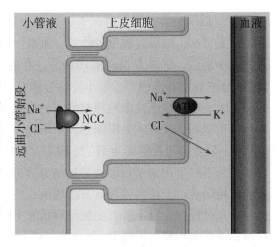

图2-4 远曲小管 NaCl 的重吸收机制

H^+，也与 K^+ 的重吸收有关。主细胞基底侧膜的钠-钾泵活动可形成和维持细胞内低 Na^+ 水平，驱使小管液中的 Na^+ 经顶端膜上皮钠通道（epithelial sodium channel，ENaC）进入细胞。Na^+ 的重吸收造成小管液呈负电位，可驱使小管液中的 Cl^- 经细胞旁途径被动重吸收，也可作为 K^+ 从上皮细胞内分泌入小管腔的动力来源（图2-5）。利尿剂阿米洛利可抑制 ENaC，从而减少 Na^+ 和 Cl^- 的重吸收，产生利尿作用。

集合管主细胞顶端膜上有水通道蛋白2（aquaporin 2，AQP2），而在基底侧膜中有 AQP3 和 AQP4 分布。集合管对水的通透性取决于主细胞顶端膜 AQP2 的数量，抗利尿激素参与调节这一过程。

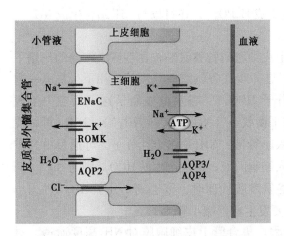 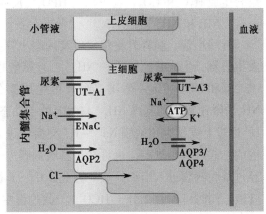

图2-5 集合管重吸收 NaCl，分泌 K^+ 和 H^+ 示意

2. HCO_3^- 的重吸收与 H^+ 的分泌

在一般膳食情况下，机体代谢产生的酸性产物比碱性产物多。机体产生的 CO_2（挥发性酸）主要经肺排出。肾脏通过重吸收 HCO_3^-，分泌 H^+ 和氨的方式排出固定酸，在维持机体的酸碱平衡中发挥重要作用。

（1）近端小管。正常情况下，经肾小球滤过的 HCO_3^- 约 80% 在近端小管被重吸收。HCO_3^- 是以 CO_2 的形式被重吸收的。血浆中的 HCO_3^- 是以 $NaHCO_3$ 的形式存在的，经滤过进入肾小囊后，解离为 Na^+ 和 HCO_3^-。在近端小管，上皮细胞通过 Na^+-H^+ 交换的方式将 H^+ 分泌到小管液中，近端小管是分泌 H^+ 的主要部位。进入小管液的 H^+ 与 HCO_3^- 结合为 H_2CO_3，随后在上皮细胞顶端膜上的碳酸酐酶的催化下快速解离成 CO_2 和 H_2O。CO_2 通过单纯扩散的方式进入上皮细胞。在细胞内，CO_2 和 H_2O 再次在碳酸酐酶的催化下合成为 H_2CO_3，后者又很快解离为 H^+ 与 HCO_3^-。H^+ 补充到 Na^+-H^+ 交换中。细胞内大部分的 HCO_3^- 与 Na^+ 等阳离子以同向转运的方式进入细胞间液；小部分则通过 $Cl^--HCO_3^-$ 交换进入细胞间液。上述两种转运方式均由基底侧膜的钠泵提供能量。

在此过程中，肾小管上皮细胞刷状缘上的碳酸酐酶发挥了重要作用，因此，碳酸酐酶的抑制剂乙酰唑胺可抑制 H^+ 的分泌。综上，近端小管对 HCO_3^- 的重吸收是以 CO_2 的形式进行的，故 HCO_3^- 的重吸收优先于 Cl^- 的重吸收。此外，一小部分 H^+ 可通过近端小管顶端膜上的 H^+-ATP 酶主动分泌入小管液。

（2）髓袢。髓袢对 HCO_3^- 的重吸收主要发生在升支粗段，其吸收的机制与近端小管相同。

（3）远曲小管。远曲小管上皮细胞通过 Na^+-H^+ 交换参与 HCO_3^- 的重吸收。

（4）集合管。集合管的闰细胞分为三种类型：A 型、B 型和非 A 非 B 型。其中，A 型闰细胞可主动分泌 H^+，其细胞的顶端膜中存在 H^+-ATP 酶和 H^+-K^+-ATP 酶两种质子泵，二者均可将 H^+ 从细胞内泵入小管液中。闰细胞的质子泵可逆 1 000 倍左右的 H^+ 浓度差主动分泌 H^+，其分泌的 H^+ 量与小管液的酸碱度有关。当小管液 pH 降低时，则 H^+ 的分泌减少；当小管液 pH 降至 4.5 时，H^+ 的分泌停止。分泌到小管液中的 H^+ 可与 HCO_3^- 结合生成 H_2O 和 CO_2，也可以与 HPO_4^{2-} 反应生成 $H_2PO_4^-$，还可以与 NH_3 结合生成 NH_4^+。

3. NH_3 和 NH_4^+ 的分泌

近端小管、髓袢升支粗段以及远端小管上皮细胞内的谷氨酰胺在谷氨酰胺酶的作用下发生脱氨，生成谷氨酸根和 NH_4^+；谷氨酸根进一步在谷氨酸脱氢酶的作用下生成 α-酮戊二酸和 NH_4^+；α-酮戊二酸又可生成 2 分子 HCO_3^-。谷氨酰胺酶是这一反应中生成 NH_3 的限速酶。细胞内 NH_4^+ 与 NH_3 处于动态平衡状态（$NH_3+H^+\rightleftharpoons NH_4^+$）。$NH_4^+$ 可替代 H^+ 通过上皮细胞顶端膜 Na^+-H^+ 交换体进入小管液；NH_3 是脂溶性分子，可通过单纯扩散的方式进入小管腔，也可经基底侧膜进入细胞间液；反应产生的 HCO_3^- 则与 Na^+ 一同经过基底侧膜进入组织间液。因此，1 分子谷氨酰胺代谢时，可生成 2 分子 NH_4^+ 进入小管液，同时可回收 2 分子 HCO_3^-。此过程主要发生在近端小管。

在集合管，氨的分泌机制不同于上述过程。集合管上皮细胞膜对 NH_3 高度通透，对 NH_4^+ 的通透性较低，因此，细胞内代谢生成的 NH_3 以扩散方式进入小管液，与小管液中的 H^+ 结合生成 NH_4^+，随尿排出体外。与此同时，尿中每排出 1 个 NH_4^+ 可重吸收 1 个 HCO_3^-。

NH_3 的分泌与 H^+ 的分泌关系密切。当集合管分泌 H^+ 被抑制时，那么从尿中排出的 NH_4^+ 也减少。正常生理情况下，肾脏分泌的 H^+ 约有 50% 由 NH_3 缓冲。当机体发生慢性酸中毒时，可刺激肾小管上皮细胞谷氨酰胺的代谢，从而加强 NH_3 和 NH_4^+ 的排泄以及 HCO_3^- 的生成和重吸收。氨的分泌也是肾脏调节酸碱平衡的重要机制之一。

4. K^+ 的重吸收和分泌

肾小球滤出的 K^+ 有 65%～70% 在近端小管被重吸收，25%～30% 在髓袢被重吸收，K^+ 在这些部位的重吸收比例是比较固定的，但目前对 K^+ 重吸收的具体机制尚不清楚。

远端小管和皮质集合管既能重吸收 K^+ 又能分泌 K^+，此过程受多种因素的调节。远端小管和集合管上皮细胞内的 K^+ 浓度较高，这是基底侧膜中钠泵活动的结果。一方面，上皮细胞顶端膜上有钾通道，K^+ 可顺化学梯度通过钾通道进入小管液（即 K^+ 的分泌）。另一方面，由于远端小管和集合管重吸收 Na^+ 造成小管液呈负电位，这也为 K^+ 向小管液中扩散提供了电位梯度。

肾脏对 K^+ 的排出量主要取决于远端小管和集合管上皮细胞 K^+ 的分泌量。当血流量增加或应用利尿剂时，远端小管中小管液流量增加，分泌入小管液中的 K^+ 被迅速带走，导致小管液中 K^+ 浓度下降，肾小管内外 K^+ 的浓度差增大，故 K^+ 的分泌增多。这类利尿剂也称排钾利尿剂，在临床使用时需注意机体血钾的水平。肾小管内外电位差也会影响 K^+ 分泌，小管液中的正电位是 K^+ 分泌的阻力，而小管液负电位减小不利于 K^+ 扩散，使 K^+ 的分泌减少。另外，阿米洛利可抑制上皮细胞顶端膜的钠通道，导致 Na^+ 的重吸收减少，则小管液中负电位减小，因此减少了 K^+ 的分泌，故其称为保钾利尿剂（potassium-sparing diuretic）。

此外，K^+ 的分泌还与肾小管分泌 H^+ 关系密切。在近端小管上皮细胞上除有 Na^+-H^+ 交换外，还有 Na^+-K^+ 交换，二者存在竞争性抑制。当机体发生酸中毒时，血浆中的 H^+ 浓度增高，Na^+-H^+ 交换加强，Na^+-K^+ 交换受抑制，可造成血 K^+ 浓度升高。反之，在机体发生碱中毒或使用乙酰唑胺抑制碳酸酐酶的活性时，上皮细胞内 H^+ 生成减少，Na^+-H^+ 交换减弱；而 Na^+-K^+ 交换增强，可使血 K^+ 浓度降低。

5. 葡萄糖和氨基酸的重吸收

微穿刺实验证明，超滤液中的葡萄糖浓度与血浆中的葡萄糖浓度相等，这些滤出的葡萄糖均在近端小管，特别是近端小管的前半段被重吸收。正常情况下，葡萄糖全部被重吸收，终尿中不含葡萄糖。前已述及，近端小管上皮细胞顶端膜上存在 Na^+-葡萄糖同向转运体，借助 Na^+ 浓度梯度提供的能量，小管液中的葡萄糖以继发性主动转运的方式被转入细胞，而后葡萄糖顺浓度梯度通过基底侧膜中的葡萄糖转运体 2（glucose transporter 2，GLUT2）以易化扩散的方式进入细胞间液。

近端小管对葡萄糖的重吸收是有限度的。当血液中葡萄糖浓度达 160～180 mg/100 mL 时，部分近端小管上皮细胞对葡萄糖的吸收达到极限，葡萄糖不能被全部重吸收，尿中即开始出现葡萄糖，此时的血糖浓度称为肾糖阈（renal glucose threshold）。每个肾单位的肾糖阈并不完全相同。当血糖浓度继续升高时，尿中葡萄糖浓度亦随之增高；当血糖浓度升高到 300 mg/100 mL，全部肾小管对葡萄糖的重吸收已达到或超过近端小管对葡萄糖的最大转运速率，此时每分钟滤出的葡萄糖与尿中排出的葡萄糖差值保持不变，尿糖排出率随血糖浓度升高而平行增加。正常人两肾重吸收葡萄糖的最大转运速率，男性平均约为 375 mg/min，女性平均约为 300 mg/min。

氨基酸的重吸收和葡萄糖类似，由肾小球滤过后主要在近端小管被重吸收，其经上皮细胞顶端膜重吸收的方式也是需借助 Na^+ 的继发性主动转运，但氨基酸转运体有多种类型。

6. 钙的重吸收与排泄

经肾小球滤过的 Ca^{2+}，约 70% 在近端小管被重吸收，约 20% 在髓袢被重吸收，约 9% 在远端小管和集合管被重吸收，不到 1% 的 Ca^{2+} 随尿排出。

近端小管对 Ca^{2+} 的重吸收，约有 80% 经细胞旁途径进入细胞间液，主要通过溶剂拖曳的方式，另外 20% 经跨细胞途径被重吸收。溶剂拖曳（solvent drag）是指当水分子被重吸收时有些溶质可随水分子一起被转运的运输方式。上皮细胞内的 Ca^{2+} 浓度远低于小管液，且细胞内电位相较小管液为负，在此电化学梯度的驱使下，小管液中的 Ca^{2+} 扩散进入上皮细胞中。随后，细胞内的 Ca^{2+} 则通过基底侧膜上的钙泵和 Na^+-Ca^{2+} 交换体逆电化学梯度转运出细胞。髓袢降支细段和升支细段对 Ca^{2+} 均不通透，仅升支粗段可重吸收 Ca^{2+}。升支粗段小管液为正电位，对 Ca^{2+} 有通透性，因此该段可能存在被动重吸收 Ca^{2+}，此外还存在主动重吸收 Ca^{2+}。在远端小管和集合管，小管液为负电位，故此段对 Ca^{2+} 的重吸收是跨细胞途径的主动转运。

7. 尿素的重吸收与排泄

尿素是由肝脏产生的蛋白质代谢产物，经肾小球滤过进入小管液中。近端小管可以吸收超滤液中 40%~50% 的尿素。肾单位的其他部分节段对尿素通透性很低，部分节段存在尿素通道蛋白（urea transporter，UT），则该节段对尿素的通透性有所增加，肾内存在尿素再循环。

肾内尿素再循环的过程如下所示。

（1）肾小管尿素重吸收。步骤如下：①髓袢升支细段至皮质以及外髓部集合管均对尿素不通透，集合管对水进行重吸收，尿素在集合管内的浓度逐渐升高；②内髓部集合管末端存在尿素通道蛋白 UT-A1 和 UT-A3，该段对尿素高度通透，其通透性受抗利尿激素调控，小管液流经此段时，浓度较高的尿素扩散到内髓部组织；③髓袢降支细段存在 UT-A2，此段尿素通透性增加，组织中的尿素重新进入髓袢。

（2）直小血管参与维持尿素渗透压梯度。内髓部组织中高浓度的尿素通过直小血管升支的窗孔进入血液，随直小血管升支流向外髓，走行过程中，再扩散到尿素浓度较低的组织间液，最后通过直小血管降支的尿素通道 UT-B 进入血液再回到内髓部。在这一循环过程中，从肾外髓部到内髓部的尿素浓度梯度和渗透压梯度得到了维持。

（3）除直小血管升支内皮细胞以窗孔方式通透尿素外，髓袢降支细段、内髓部集合管和直小血管降支对尿素的通透都由尿素通道介导。尿素在肾小管和组织间液的这一循环过程称为肾内尿素再循环。NaCl 和尿素对于维持内髓部的高渗条件各占约 50% 的作用。这对尿浓缩具有非常重要的意义。根据机体的调节，经肾小球滤过的尿素有 20%~50% 随尿液排出体外。

8. 其他代谢产物和进入体内的异物的排泄

肌酐可被肾小球滤过，也可被肾小管和集合管少量重吸收和分泌；青霉素、水杨酸和一些利尿剂可与血浆蛋白结合，不被肾小球滤过，但可被近端小管主动分泌进入小管液中，然后排泄。酚红是一种酸性指示剂，经静脉注射进入体内的酚红，94%由近端小管主动分泌进入小管液中，最终经尿液排出。因此，可通过检测尿液中酚红的排泄率粗略判断近端小管的排泄功能。

（三）影响肾小管和集合管重吸收与分泌的因素

1. 小管液中溶质的浓度

肾小管和集合管的小管液与上皮细胞之间的渗透浓度梯度是水重吸收的动力。小管液中某些未能被重吸收的溶质可使小管液溶质浓度升高，由于渗透作用，可使一部分水不能被重吸收而保留在小管内，进而引起小管液中的Na^+被稀释而浓度降低，小管液和上皮细胞之间的Na^+浓度梯度也降低，Na^+的重吸收减少。小管液中增多的Na^+又会阻碍小管液中水的重吸收，结果使水的重吸收也减少，尿量和NaCl排出量均增多。这种现象称为渗透性利尿（osmotic diuresis）。糖尿病患者出现"多尿"症状就是由于血糖浓度升高使超滤液中的葡萄糖量超过了近端小管对葡萄糖的重吸收极限，小管液中葡萄糖的浓度随血糖浓度升高而升高，发生渗透性利尿，导致肾小管对水和NaCl的重吸收减少，尿量增加。

临床上根据渗透性利尿的原理，给患者静脉滴注能够经肾小球自由滤过但不被肾小管重吸收的物质，如甘露醇、山梨醇等脱水药，治疗脑水肿和青光眼，降低颅内压和眼内压；也可用于治疗心肾功能正常的水肿、少尿等。

2. 球-管平衡

当肾小球滤过率改变时，近端小管对溶质（特别是Na^+）和水的重吸收也会随之发生变化。即当肾小球滤过率增大时，近端小管对Na^+和水的重吸收率也相应增大；而当肾小球滤过率减小时，近端小管对Na^+和水的重吸收率也随之减小，这种机制称为球-管平衡（glomerulotubular balance）。实验表明，近端小管对Na^+和水的重吸收率总是占肾小球滤过率的65%~70%，这种现象称为近端小管的定比重吸收（constant fraction reabsorption）。

定比重吸收的产生机制主要与肾小管周围毛细血管内血浆胶体渗透压的变化有关。近端小管周围毛细血管由肾小球的出球小动脉分支而来，当肾血流量不变而肾小球滤过率增加（如出球小动脉阻力增大而入球小动脉阻力不改变）时，进入近端小管周围毛细血管的血量减少，毛细血管血压下降，而血浆胶体渗透压升高，这些压力的变化都可使近端小管对Na^+和水的重吸收增加；当肾小球滤过率减少时则发生相反的变化，近端小管对Na^+和水的重吸收量将会减少。因此，无论肾小球滤过率增加还是减少，近端小管对Na^+和水重吸收率与滤过率的比例基本保持不变。

球-管平衡对于保持尿量和尿钠的相对稳定具有重要的生理意义。例如，当肾小球滤过率为125 mL/min时，近端小管重吸收的量约87.5 mL/min，流向肾小管远端的液体量约37.5 mL/min，终尿量约1 mL/min。如果没有球-管平衡，当肾小球滤过率增至126 mL/min时，终尿量就会是2 mL/min，增加了1倍，尿Na^+排出量也增加1倍。球-管平衡在某些情况下可被破坏，例如，发生渗透性利尿时，肾小球滤过率不变，但近端小管对水和Na^+的重吸收减少，尿量和尿Na^+排出明显增多。

三、尿液的浓缩和稀释

尿液的浓缩和稀释（urine concentration and dilution）是将尿液的渗透压和血浆渗透压

相比较而言的。尿液的渗透压比血浆渗透压高则称为高渗尿（hyperosmotic urine），表示尿液被浓缩；尿液渗透压比血浆渗透压低则称为低渗尿（hypoosmotic urine），表示尿液被稀释。尿液渗透压的变化是随着体液量的变化而调整的。当机体缺水时，尿液发生浓缩，排高渗尿；当体液量过多时，尿液发生稀释，排低渗尿。正常人尿液的渗透压在 50～1 200 mOsm/（kg·H$_2$O）波动，表明肾脏具有较强的浓缩和稀释能力。肾脏浓缩和稀释尿液的功能对于维持水平衡和渗透压稳定具有重要的作用。

（一）尿液的浓缩机制

尿液的浓缩主要是由于小管液中的水被重吸收，溶质仍然留在小管液中而造成的。肾脏浓缩尿液有两个必要条件：①肾小管特别是集合管对水的通透性。抗利尿激素（antidiuretic hormone，ADH）可以调控集合管上皮细胞顶端膜上水通道蛋白2的数量，增加集合管对水的通透性，促进水的重吸收。②肾髓质组织间液中保持高渗透浓度梯度，这是水被重吸收的动力，进一步促进水的重吸收。利用冰点降低法检测鼠肾组织的渗透浓度（图2-6）。结果显示，肾皮质部的渗透浓度与血浆相等，自髓质外层至乳头部，渗透浓度逐渐增高，内髓部的渗透浓度约为血浆渗透浓度的 4 倍，约 1 200 mOsm/（kg·H$_2$O）。另外，在不同动物的实验中观察发现，动物的肾脏髓质层越厚，内髓部的渗透浓度也越高，浓缩尿的能力也越强。如沙鼠的肾脏可产生渗透浓度达血浆渗透浓度20 倍的高渗尿。人类肾脏最多能产生高于血浆渗透浓度 3～4 倍的高渗尿。

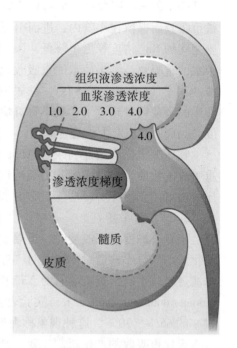

图2-6　肾髓质渗透浓度梯度示意

综上，在 ADH 存在的条件下，集合管上皮细胞表达水通道蛋白2 增加，对水的通透性亦增加，同时周围组织间液渗透浓度较高，小管液中大量的水被重吸收，小管液被浓缩，机体排出高渗尿。

1. 肾髓质组织间液高渗浓度梯度的形成

髓袢的形态和功能特性是肾髓质组织间液高渗浓度梯度的重要条件，常用逆流倍增（countercurrent multiplication）和逆流交换（countercurrent exchange）现象来解释肾髓质高渗透浓度梯度的形成和维持。

（1）逆流倍增机制。由于髓袢的"U"型结构、髓袢和集合管各段对水和溶质的重吸收不同，配合髓袢和集合管小管液的流动方向，肾脏可利用逆流倍增机制形成自外髓部至内髓部的组织间液高渗浓度梯度。

1）髓袢和集合管的逆流结构。"逆流"是指在两个并行的管道中，液体的流动方向相反。小管液沿近端小管经髓袢降支向下流动，折返后又沿着髓袢升支向反方向流动，再沿集合管向下流动，最后流入肾小盏。小管液在髓袢和集合管内流动时，形成逆流系统。

2）髓袢和集合管各段对溶质和水的重吸收不同（表2-1）。在近端小管，水重吸收的动力来自各种溶质被选择性重吸收后形成的渗透压,因此,近端小管中小管液的渗透压与血浆渗透压接近,约为 300 mOsm/(kg·H$_2$O)。

表2-1 各段肾小管和集合管对不同物质的通透性和作用

分类	水	Na$^+$	尿素	作用
髓袢降支细段	易通透	不易通透	中等通透	水进入内髓部组织间液使小管液中 NaCl 浓度和渗透压逐渐升高;部分尿素由内髓部组织间液进入小管液,加入尿素再循环
髓袢升支细段	不易通透	易通透	不易通透	NaCl 由小管液进入内髓部组织间液,使之渗透压升高
髓袢升支粗段	不易通透	Na$^+$ 主动重吸收,Cl$^-$ 继发性主动重吸收	不易通透	NaCl 进入外髓部组织液,使之渗透压升高
远曲小管	不易通透	Na$^+$ 主动重吸收,Cl$^-$ 继发性主动重吸收	不易通透	NaCl 进入皮质组织间液,使小管液渗透压进一步降低
集合管	在有抗利尿激素时,对水易通透	主动重吸收	在皮质和外髓部不易通透,内髓部易通透	水重吸收使小管液中尿素浓度升高;NaCl 和尿素进入内髓部组织间液,使之渗透压升高

髓袢降支细段。等渗的小管液流入髓袢降支细段,由于此段肾小管对 NaCl 通透性较低,小管液中的水可通过上皮细胞中的 AQP1 被重吸收进入组织间液。此外,髓质的组织间液中尿素浓度较高,可通过尿素通道蛋白 UT-A2 从组织间液进入小管液。于是,小管液自上而下流动时形成逐渐升高的浓度梯度,至髓袢折返处小管液的渗透压达最高值。

髓袢升支细段。高渗透压的小管液从髓袢降支细段折返处进入髓袢升支细段,此段肾小管对水的通透性极低,对 NaCl 可通透。由于小管液中 NaCl 浓度较高,因此,NaCl 从小管液中被动扩散至髓质的组织间液,使内髓部的渗透浓度较高。

髓袢升支粗段。当小管液流经髓袢升支粗段时,此段小管对水不通透,上皮细胞顶端膜上存在 Na$^+$-K$^+$-2Cl$^-$ 同向转运体,可主动重吸收 NaCl 进入组织间液,使外髓部 NaCl 堆积,外髓部组织间液渗透浓度升高。髓袢升支粗段对 NaCl 的主动重吸收是逆流倍增机制中最重要的环节。NaCl 是肾脏外髓部建立高渗透压的重要物质。

远曲小管。远曲小管对水不通透,上皮细胞通过 Na$^+$-Cl$^-$ 同向转运体重吸收 NaCl,小管液流经此段肾小管时渗透浓度降至最低。

集合管。集合管通过上皮细胞钠通道重吸收 Na^+，对水则通过上皮细胞上的 AQP2、AQP3 和 AQP4 进行重吸收。皮质部和外髓部集合管对尿素均没有通透性，随着水不断被重吸收，小管液中尿素的浓度不断升高；至内髓部，上皮细胞通过尿素通道蛋白 UT-A1 和 UT-A3 将尿素重吸收入内髓部组织间液，使内髓部组织间液的渗透浓度升高。故内髓部组织间液的高渗浓度是由 NaCl 和尿素共同形成的（二者约各占 50%）。

总之，肾髓质组织间液渗透浓度梯度的形成需要以下几个重要因素：①髓袢升支粗段对水不通透，可主动重吸收 NaCl，使外髓部组织间液的渗透压增加，这是建立外髓组织间液高渗透梯度的最重要的起始动力；②髓袢降支细段对水通透，对 NaCl 不通透，使小管液的渗透浓度增加；③髓袢升支细段对水不通透，对 NaCl 通透，NaCl 顺浓度梯度从小管液扩散到内髓部；④尿素再循环，使内髓部组织间液的尿素浓度增加，尿素和 NaCl 共同形成了内髓部组织间液的高渗环境；⑤不断生成的超滤液，推动小管液从髓质流动到集合管，进而向肾乳头方向流动，促进肾脏髓质建立自外髓至内髓的组织间渗透浓度梯度，为肾脏浓缩尿液提供有利条件。

（2）直小血管的逆流交换机制。肾髓质间液高渗浓度梯度的建立主要是由于 NaCl 和尿素的积聚。要想使肾髓质间液的高渗环境得到维持，就需要这些物质能持续存留在组织间隙而不被血液循环带走，这与直小血管的逆流交换作用密切相关。直小血管的降支和升支与髓袢相似，并行相伴走行，同样在髓质中形成逆流系统。直小血管壁对水和溶质都高度通透。血浆渗透浓度约为 300 mOsm/（kg·H_2O），血液沿直小血管降支进入髓质，向髓质深部流动，在任一水平的组织间液渗透浓度均高于直小血管内血浆渗透浓度，因此，组织间液中的溶质顺浓度差向直小血管内扩散，而直小血管内的水则反方向扩散，由直小血管进入组织间液。越深入至内髓部，直小血管中的血浆渗透浓度就越高，在直小血管折返处，渗透浓度达峰值，约为 1 200 mOsm/（kg·H_2O）。随后血液沿直小血管升支流动，如前所述，由于血浆渗透压比同一水平髓质组织间液的渗透压要高，因此，血液中的溶质扩散进入髓质间液，而髓质间液的水则进入升支直小血管。这一过程称为逆流交换。逆流交换过程仅将髓质间液中多余的溶质和水随血液循环带走，而溶质（主要是 NaCl 和尿素）就可以持续在直小血管降支和升支之间循环流动，从而使髓质间液高渗透压得到维持。

需要说明的是，直小血管维持髓质组织间液高渗浓度梯度的能力是血流量依赖性的。正常条件下，髓质血流量少、流速较慢有利于 Na^+ 和尿素在直小血管升、降支间循环和高渗浓度梯度的维持。如果直小血管的血流量或者流速发生较大变化，均会影响尿液的浓缩过程。

2. 抗利尿激素的作用

抗利尿激素能促进集合管对水的重吸收，浓缩尿液，是调节集合管上皮细胞对水通透性的关键激素。其具体调节机制及作用将在本章第二节"尿生成的调节"部分做详细阐述。

（二）尿液的稀释机制

如前所述，小管液在到达髓袢升支粗段末端时为低渗液。当体内水过多造成血浆晶体渗透压下降，可抑制抗利尿激素的释放，致使集合管对水的通透性降低，水不能被重吸收，而小管液中的 NaCl 继续被主动重吸收，从而稀释了小管液，造成小管液的渗透压进一步降低。由于溶质重吸收远远超过了水的重吸收，使小管液的渗透浓度进一步下降，尿液被稀释，其渗透浓度可低至 50 mOsm/（kg·H_2O）。

（三）影响尿液浓缩和稀释的因素

尿液的浓缩和稀释过程主要发生在集合管。髓质组织间液高渗浓度梯度是水重吸收的动力，抗利尿激素调节集合管对水和尿素的通透性，在二者共同的作用下，终尿的渗透浓度可随体液中水和溶质的情况而发生较大幅度的变化，相应地，机体排出高渗尿或低渗尿。

1. 影响肾髓质高渗环境形成的因素

肾髓质组织间液的高渗环境是尿液浓缩的重要条件，它是由髓袢逆流倍增机制形成的，逆流倍增的效率受到髓袢长度、髓袢对水和溶质的通透性以及髓质的组织结构等因素的影响。髓袢长则从皮质到髓质的渗透梯度大，逆流倍增效率高，浓缩效率也高；反之，髓袢短则浓缩效率低。儿童与成人相比，髓袢较短，逆流倍增效率低，故其尿量较多且渗透浓度较低。

Na^+ 和 Cl^- 是形成肾髓质高渗浓度梯度的重要物质。凡是影响髓袢升支粗段主动重吸收 Na^+ 和 Cl^- 的因素都会影响髓质组织间液高渗浓度梯度的形成，如呋塞米和依他尼酸等袢利尿剂可抑制髓袢升支粗段的 $Na^+ - K^+ - 2Cl^-$ 同向转运，使 Na^+ 和 Cl^- 的主动重吸收减少，外髓部间液高渗浓度降低，远端小管和集合管对水的重吸收减少，阻碍尿的浓缩。

形成肾髓质间液高渗环境的另一重要物质是尿素。尿素通过尿素再循环过程参与构成肾内髓质高渗浓度，尿素进入髓质的多少取决于尿素的浓度和集合管对尿素的通透性。长期蛋白质摄入不足、营养不良的患者，由于蛋白质代谢减少，尿素生成量也少，影响了内髓部高渗浓度梯度的形成，使其尿浓缩的功能降低。对于一些尿浓缩能力降低的老年人，如果其增加蛋白质摄入量，或给予尿素可有效提高其尿浓缩能力。另外，抗利尿激素可提高内髓部集合管对尿素的通透性，增加髓质组织间液的高渗浓度，进而增加水的重吸收，增强肾的浓缩能力。

髓袢结构的完整性也是逆流倍增机制的重要基础。若肾髓质受损，特别是内髓部的髓袢受损时，例如髓质萎缩、钙化或纤维化时，逆流倍增效率将减退或丧失，影响尿液的浓缩。

2. 影响集合管对水通透性的因素

影响尿浓缩和稀释的另一重要因素是集合管对水的通透性。该部位对水的通透性主要依赖于血浆中抗利尿激素的浓度。当抗利尿激素浓度升高时，集合管上皮细胞顶端膜上的 AQP2 数量增加，在髓质的高渗环境中，水重吸收也增多，故尿液发生浓缩；而当抗利尿激素浓度降低时，上皮细胞表达 AQP2 的数量减少，水重吸收减少，于是尿液发生稀释。如果抗利尿激素完全缺乏或肾小管和集合管缺乏抗利尿激素的相应受体时，可引起尿崩症（diabetes insipidus），表现为每天排出尿量高达 20 L 的低渗尿。

3. 直小血管血流量和血流速度影响髓质高渗浓度梯度的维持

直小血管通过逆流交换作用维持髓质间液高渗环境。直小血管的血流量和血流速度均能对髓质间液高渗环境的维持产生影响。当直小血管的血流量增加、血流速度加快时，可将肾髓质组织间液较多的溶质带走，使髓质组织间液的渗透浓度梯度变小；而当肾血流量明显减少、血流速度减慢时,则会导致肾髓质的供氧量降低,肾小管转运功能障碍,特别是髓袢升支粗段对 Na^+ 和 Cl^- 的主动重吸收功能减弱,髓质间液高渗环境不能维持。以上两种情况均可导致肾的浓缩功能下降。

第二节 肾血流量及尿生成的调节

肾血流量会随着机体状态改变而发生变化,安静时可保持相对稳定,紧急状态时则急剧减少。肾血流量的变化可进一步影响肾小球的滤过率和尿量,即影响尿生成,故此部分先介绍肾血流量的调节特点。

一、肾血流量的调节

(一) 肾的自身调节

在没有外来神经、体液影响的情况下,当动脉血压在一定范围内波动时,肾血流量能够保持恒定的现象,这种现象称为肾血流量的自身调节。正常生理状态下,虽然体循环的压力不断波动,当肾动脉灌注压在一定范围内(70～180 mmHg)波动时,肾血流量能够基本保持稳定,在犬离体去神经肾灌注实验中也是如此。肾血流量经自身调节而保持相对恒定,可确保肾小球滤过率在此血压范围内保持相对稳定,因此,机体对钠、水和其他物质的排泄不会因血压的波动而发生较大的变化,这对保障肾脏的尿生成功能具有重要意义。当肾动脉的灌注压波动超出自身调节范围外,即低于 70 mmHg 或高于 180 mmHg,肾血流量会随肾灌注压的升高而增多或随肾灌注压的降低而减少。

关于肾血流量自身调节的机制,目前用肌源学说和管-球反馈学说来解释。

1. 肌源学说

该学说认为肾血流量的自身调节是由肾小动脉平滑肌的特性决定的,故称为肌源性机制(myogenic mechanism)。在一定范围内,当灌注压升高时,入球小动脉血管平滑肌因压力升高而受到牵张,Ca^{2+} 通道开放,更多的 Ca^{2+} 从胞外进入胞内,使平滑肌收缩加强,血管口径相应变小,血流阻力增大。反之,肾灌注压降低,入球小动脉血管舒张,肾血流量维持稳定。当动脉血压高于 180 mmHg,血管平滑肌达到收缩极限;当动脉血压低于 70 mmHg 时,血管平滑肌达到舒张极限。此时肾血流量不能靠自身调节机制维持稳定,在没有外界干预下,将随全身血压的波动而发生变化。实验中可观察到,用罂粟碱、水合氯醛或氰化钠等药物抑制血管平滑肌活动后,自身调节随之消失。

2. 管-球反馈学说

管-球反馈(tubuloglomerular feedback,TGF)学说认为,小管液流量的变化可反馈调节肾血流量和肾小球滤过率。实验证明,当肾血流量和肾小球滤过率下降时,小管液流经髓袢时流速变慢,NaCl 在髓袢升支粗段重吸收增加,导致流经远曲小管致密斑处的 NaCl 浓度降低,致密斑把该信息反馈至肾小球,一方面降低入球小动脉阻力,升高肾小球毛细血管静水压,另一方面促进球旁细胞释放肾素,通过 RAAS 系统的相继激活而生成血管紧张素Ⅱ(AngⅡ),AngⅡ能选择性地引起出球小动脉收缩,升高肾小球毛细血管静水压。通过上述两方面的效应可使肾血流量和肾小球滤过率恢复正常水平。反之亦然。此外，肾脏局部产生的前列腺素、腺苷和NO等可能也参与管-球反馈的调节过程。

由于RAAS系统在肾血流量和肾小球滤过率的调节过程中发挥重要作用，因此，对于肾性高血压患者，尤其是双侧肾血管病变、孤立肾伴肾动脉狭窄的失代偿性慢性心力衰竭者，不主张使用血管紧张素转换酶抑制剂或血管紧张素Ⅱ受体拮抗剂治疗，因为它们会降低肾小球毛细血管静水压和肾小球滤过率，可引起急性肾衰竭。

（二）神经和体液调节

1. 神经调节

肾脏入球小动脉与出球小动脉的血管平滑肌均受肾交感神经支配。安静状态下，肾交感神经的紧张性活动使血管平滑肌保持一定程度的收缩。肾交感神经活动增强，可引起肾血管强烈收缩，肾血流量减少。

2. 体液调节

循环血液中有多种活性物质可以调节肾脏的血流量。如去甲肾上腺素、肾上腺素、血管升压素、血管紧张素Ⅱ和内皮素等，均可引起肾血管平滑肌收缩，肾血流量减少。局部产生的腺苷则引起入球小动脉收缩，肾血流量减少。肾组织中产生的NO、PGE_2、PGI_2和缓激肽等可引起肾血管平滑肌舒张，肾血流量增加。

在正常血压时，肾脏主要通过自身调节来维持肾小球滤过率和肾血流量的相对稳定，以保持正常的尿生成。但在紧急情况下，肾脏则通过交感神经和肾上腺素、去甲肾上腺素等减少肾脏的血流量，使全身血液重新分配，以确保心、脑等重要器官的血液供应。例如，在严重失血、剧烈运动、情绪激动或受到强烈的伤害性刺激时，全身多数交感神经活动加强，使肾血流量减少；反之，当循环血量增多时，交感神经活动减弱，使肾血流量增加。因此，肾血流量的神经和体液调节主要是使肾血流量配合全身循环血量的分配。

（三）其他因素对肾血流量的调节

高蛋白摄入1～2小时内可使肾血流量和肾小球滤过率增加20%～30%。糖尿病患者严重高血糖时也可使肾血流量和肾小球滤过率增加。其机制尚不十分明确。

二、尿生成的调节

尿生成的过程受到多方面的调控，目的是精确调控肾脏的排水量和排出电解质的量，从而维持机体内环境的稳定。总体来说，尿生成的过程主要受三方面影响：肾内的自身调节、神经调节和体液调节。肾内的自身调节可影响肾小管和集合管对物质的转运过程。本节主要讨论神经调节和体液调节。

（一）神经调节

肾脏具有丰富的神经支配，一般认为这些神经都属于交感神经而副交感神经缺如。肾交感神经在肾脏中可支配的血管，包括肾动脉及其分支；入球小动脉与出球小动脉还可支配球旁细胞和肾小管，以近端小管、髓袢的升支粗段和远端小管为主。

动脉血压在70～180 mmHg范围内波动时，肾脏可通过肾内的自身调节维持肾血流量和肾小球滤过率的稳定。但当机体在发生较严重的出血、剧烈运动、精神高度紧张等应激状态下，肾交感神经兴奋，释放去甲肾上腺素增多，可通过以下方式调节尿生成过程：

①与肾脏血管平滑肌的 α 受体结合，引起肾血管收缩，肾血流量减少。由于入球小动脉比出球小动脉收缩更为明显，导致肾小球毛细血管血浆流量减少，毛细血管血压下降，肾小球滤过率降低。②激活 β 受体，使球旁器的颗粒细胞释放肾素，激活 RASS 系统，使循环血液中血管紧张素 II 和醛固酮浓度增加，肾小管对水和 NaCl 的重吸收增加，排出的尿量减少。③与 α_1 受体结合，促使近端小管和髓袢对 Na^+、Cl^- 和水的重吸收增加。这一效应可被 α_1 肾上腺素能受体拮抗剂哌唑嗪阻断。

（二）体液调节

1. 抗利尿激素

抗利尿激素（antidiuretic hormone，ADH），又称血管升压素（vasopressin，VP），是一种九肽激素。在人和某些哺乳动物中，由于其第八位氨基酸残基为精氨酸，又被称为精氨酸血管升压素（arginine vasopressin，AVP）。ADH 是由位于下丘脑视上核和室旁核的神经内分泌细胞合成；合成后其被包裹在囊泡中，沿下丘脑-垂体束被转运至神经垂体储存；在机体需要时释放入血。

抗利尿激素有 V_1 和 V_2 两种受体。V_1 受体主要分布于血管平滑肌，被激活后可引起平滑肌收缩，血流阻力增加，血压升高。V_2 受体则主要分布在集合管主细胞的基底侧膜，被激活后可使水的重吸收增加，尿液发生浓缩。具体机制如下：①抗利尿激素与 V_2 受体结合，促使细胞内含有 AQP2 的囊泡移位，并将 AQP2 镶嵌到集合管上皮细胞的顶端膜，与细胞膜融合形成水通道，从而使顶端膜对水的通透性显著增加。在髓质间液高渗浓度梯度的作用下，小管液中的水被重吸收进入细胞内，进而通过基底侧膜的 AQP3 和 AQP4 进入组织间隙，最后被重吸收入血。这一过程可以在几分钟内发生，持续数小时。随着刺激消失，AQP2 便形成囊泡载体，重新返回胞质中，细胞膜对水的通透性则下降。②抗利尿激素水平升高还可以通过长期调节（数小时到几天的时间）机制，促进 AQP2 基因的转录及蛋白的合成。综上所述，抗利尿激素可调节集合管主细胞 AQP2 的蛋白表达量和细胞膜分布情况，调节集合管对水的重吸收，进而影响尿量和尿渗透压。

当抗利尿激素合成和释放减少，例如，创伤或者手术等原因导致的下丘脑损伤，或者集合管主细胞 V_2 受体缺陷，或 X 染色体连锁的肾性尿崩症（X-linked nephrogenic diabetes insipidus），都可引起尿量明显增加，而尿渗透压降低。

抗利尿激素的释放受多种因素调节，其中最重要的是血浆晶体渗透压和循环血量。

（1）血浆晶体渗透压。正常生理状态下，血浆晶体渗透压的变化是调节 ADH 分泌最重要的因素。当血浆晶体渗透压升高 1%~2% 时，即可引起抗利尿激素分泌增加。血浆晶体渗透压的变化通过刺激位于下丘脑前部室周器的渗透压感受器（osmoreceptor）影响抗利尿激素的分泌。渗透压感受器对不同溶质产生的渗透压变化敏感性不同，Na^+ 和 Cl^- 形成的渗透压变化是该感受器最为敏感的刺激因素，甘露醇和蔗糖次之，对葡萄糖或尿素形成的渗透压敏感性较弱。

大量出汗、高热、严重的呕吐或腹泻等情况下，机体失水多于失盐，血浆晶体渗透压升高，渗透压感受器受到刺激引起神经垂体释放 ADH 增多，集合管对水通透性增加，水的重吸收随之增多，尿液量减少且浓缩。而当大量饮用清水后，血液被稀释，血浆晶体渗透压下降，ADH 释放减少，集合管重吸收水减少，尿液量增加且稀释。例如，一次饮

1 000 mL清水后，大约30分钟后尿量就开始增加，1小时末可达峰值，2～3小时后尿量恢复至初始水平。再如，一次饮1 000 mL生理盐水，排尿量却不出现饮等量清水后的上述变化（图2-7）。这种大量饮用清水后引起的尿量增多现象，称为水利尿（water diuresis），在临床上可利用"水利尿"现象检测肾脏的稀释能力。

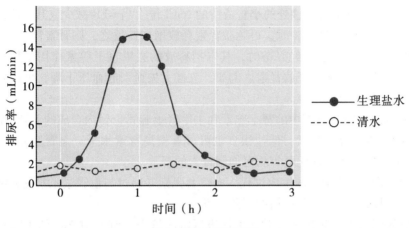

图2-7 水利尿示意

（2）循环血量。循环血量减少时，静脉的回心血量也会减少，心肺感受器受到的刺激减弱，经由迷走神经传入至下丘脑的神经冲动减少，抑制ADH释放的作用减弱或消失，ADH释放增加；反之亦然，循环血量增多引起静脉的回心血量也增加，刺激心肺感受器，引起ADH释放被抑制。此外，动脉血压的变化也可通过压力感受性反射调节ADH的释放。当动脉血压处于正常范围时（平均动脉血压约为100 mmHg），压力感受器的传入冲动对ADH的释放发挥抑制作用，而当动脉血压低于正常水平时，其抑制作用减弱，则ADH释放增加。

在上述对ADH释放的调节因素中，与渗透压感受器相比，心肺感受器和压力感受器对相应刺激的敏感性要弱一些。一般需循环血量或动脉血压降低5%～10%以上才能刺激ADH的释放。但循环血量或动脉血压下降时，可引起刺激ADH释放的血浆晶体渗透压阈值降低，即渗透压感受器的敏感性提高；反之，当循环血量或动脉血压升高时，可使渗透压感受器的敏感度降低。

（3）其他因素。恶心、疼痛、窒息、应激刺激、低血糖等均可刺激ADH分泌；某些药物，如烟碱、吗啡和血管紧张素Ⅱ等，也能刺激ADH分泌；乙醇则可抑制ADH分泌，故饮酒后尿量会增加。

2. 肾素-血管紧张素-醛固酮系统

肾素（renin）是球旁器的球旁细胞合成和分泌的一种酸性蛋白水解酶，可将血浆中来自肝脏的血管紧张素原水解为血管紧张素Ⅰ（十肽）。血管紧张素Ⅰ在血管紧张素转换酶作用下水解为血管紧张素Ⅱ（八肽）。血管紧张素Ⅱ可刺激肾上腺皮质合成和释放醛固酮。这一系统被称为肾素-血管紧张素-醛固酮系统（RAAS）。

（1）肾素分泌的调节。RAAS对尿生成的调节是通过对肾素分泌的调节来实现的，肾素分泌受到下列因素的调控。

1) 肾内机制，也就是肾内自身调节机制，其感受器是位于入球小动脉的牵张感受器和致密斑。牵张感受器能感受肾动脉的灌注压（动脉管壁受牵拉的程度），当有效循环血量减少时，肾动脉灌注压下降，入球小动脉壁的受牵拉程度减小，可刺激肾素释放；反之，当有效循环血量增多，肾动脉灌注压升高，则肾素释放减少。致密斑可视为一种特化的 NaCl 感受器，可感受流经该处的小管液中的 NaCl 量。当 GFR 减少或其他原因导致流经致密斑的小管液中 NaCl 量减少时，可刺激肾素释放增加；反之，则肾素释放减少。

2) 神经机制。肾交感神经兴奋时，其末梢释放的去甲肾上腺素作用于球旁细胞的 β 受体，可直接刺激球旁细胞释放肾素。例如，急性大失血引起血压下降，可反射性兴奋肾交感神经，引起肾素释放增加。

3) 体液机制。循环血液中的肾上腺素和去甲肾上腺素，肾内合成的 PGE_2 和 PGI_2 都能刺激球旁细胞合成和释放肾素，低盐饮食也可显著提高肾素水平。血管紧张素 Ⅱ、ADH、内皮素、心房钠尿肽和一氧化氮等均可抑制肾素的释放。

(2) 血管紧张素 Ⅱ 调节尿生成过程。血管紧张素 Ⅱ 通过与血管紧张素受体结合而发挥生理作用。其对尿生成的调节包括如下几个方面。

1) 血管紧张素 Ⅱ 在生理浓度时，可促进近端小管上皮细胞对 Na^+ 的重吸收，引起以出球小动脉为主的收缩，肾小球毛细血管血压升高，使滤过增加，从而造成近端小管周围毛细血管内的血压较低而血浆胶体渗透压较高，间接促进近端小管的重吸收。

2) 血管紧张素 Ⅱ 对肾小球滤过的影响较为复杂，AngⅡ 是一种很强的缩血管物质。当 AngⅡ 浓度较低时，由于出球小动脉对 AngⅡ 的敏感性高于入球小动脉，因此，AngⅡ 主要引起出球小动脉收缩、肾血流量减少，而肾小球毛细血管血压却升高，故肾小球滤过率可不变。当 AngⅡ 浓度较高时，入球小动脉发生强烈收缩，则肾小球滤过率减小。AngⅡ 还可引起系膜细胞收缩，滤过系数 K_f 值减小，也会使肾小球滤过率降低。当肾动脉血压降低时，肾内生成 AngⅡ 增加，由于出球小动脉收缩较明显，故滤过分数增加，肾小球滤过率可维持正常，这是肾小球滤过率自身调节的一种机制。

3) 对于入球小动脉，血管紧张素 Ⅱ 使血管平滑肌合成 PGI_2 和一氧化氮，这些物质能减弱血管紧张素 Ⅱ 的缩血管作用。

(3) 醛固酮的功能。醛固酮由肾上腺皮质球状带细胞合成和分泌。醛固酮的主要作用是增加远曲小管和集合管对 Na^+、水的重吸收以及 K^+ 的排泄。醛固酮进入远曲小管和集合管上皮细胞后，与胞浆内受体结合，形成激素 - 受体复合物。此复合物穿过核膜进入细胞核内，通过基因调控，合成多种醛固酮诱导蛋白。这些诱导蛋白主要包括：①顶端膜上皮钠通道 ENaC，可促进小管液中的 Na^+ 的重吸收；②线粒体中合成 ATP 的酶，有利于合成 ATP，为基底侧膜的钠泵提供生物能；③基底侧膜上的钠泵，可加速将 Na^+ 泵出细胞和 K^+ 泵入细胞，使细胞内与小管液之间的 K^+ 浓度差增大，有利于 K^+ 的分泌。另外，由于 Na^+ 被重吸收，小管腔呈负电位，也对 K^+ 的分泌有利，同时还有利于 Cl^- 和水的重吸收。

总之，当机体的细胞外液量和（或）循环血量不足时，或动脉血压显著下降时，可引起交感神经兴奋，肾上腺髓质激素（儿茶酚胺）释放增多，肾血量减少均可通过以上几种机制（包括肾内机制、神经和体液机制）刺激肾素释放，进而激活 RAAS，使细胞外液量和（或）循环血量以及动脉血压恢复正常。因此，这一调节属于负反馈调节。

3. 心房钠尿肽

心房钠尿肽（atrial natriuretic peptide，ANP）于20世纪80年代被发现，是心房肌细胞合成并释放的肽类激素，由28个氨基酸残基组成。当心房壁受牵拉（如循环血量过多、倒立、中心静脉压升高和身体浸入水中等）时可刺激心房肌细胞释放ANP。此外，乙酰胆碱、去甲肾上腺素、抗利尿激素、降钙素基因相关肽和高血钾也可以刺激ANP的释放。心房钠尿肽对肾脏的具体作用如下所示。

（1）对肾小球滤过率的影响。心房钠尿肽能降低血管平滑肌胞质中的Ca^{2+}浓度，使入球小动脉舒张，还能使系膜细胞舒张，导致K_f值增大，肾小球滤过率增加。

（2）对集合管的影响。心房钠尿肽可使集合管上皮细胞顶端膜中的钠通道关闭，抑制NaCl的重吸收，从而使水的重吸收减少，排出增加。

（3）对其他激素的影响。心房钠尿肽还能抑制肾素、醛固酮和ADH的合成和释放，并对抗ADH的生理作用。

总之，心房钠尿肽的生理作用与RAAS相反，可使血管平滑肌舒张和促进肾脏排钠排水。

4. 其他因素

肾脏可生成局部激素，调节肾自身的血流动力学和肾小管的功能。例如，缓激肽可舒张肾小动脉，抑制集合管对Na^+和水的重吸收；NO可拮抗AngⅡ和去甲肾上腺素的缩血管作用；PGE_2和PGI_2可舒张小动脉，使肾血流量增加，抑制Na^+的重吸收，导致尿钠排出增加，刺激肾素释放，并能对抗ADH的生理作用，引起尿量增加。

三、尿生成调节的生理意义

生理学上，将机体新陈代谢过程产生的代谢终产物、进入机体的异物以及过剩的物质，经血液循环由排泄器官排出体外的过程称为排泄（excretion）。人体的排泄器官有肾、肺、皮肤、消化道，其中，肾脏以生成尿液的方式进行排泄，是机体最重要的排泄器官。肾脏的排泄功能与维持机体的稳态关系密切，其在体液成分（水和电解质平衡、酸碱平衡）调节中起关键作用。

（一）在保持机体水平衡中的作用

人体内的细胞须在理化性质相对稳定的内环境（细胞外液）中才能正常活动，因此，维持细胞外液的稳态平衡对于人体正常的功能活动运行至关重要。细胞外液主要包括血浆和组织间液，它们之间能够相对自由地进行液体转移，可视作一个整体。如图2-8所示，细胞外液与细胞和细胞外结缔组织、消化道、肾脏之间可进行液体转移，此外，细胞外液可通过出汗、呼吸、出血等方式损失部分液体。细胞外液的增量（输入和产生）与减量（输出和利用）之间只有达到动态平衡，才能维持细胞外液量的相对稳定状态。在上述过程中，人体经消化道吸收的水是细胞外液的重要来源，受饮水量和摄食量的影响，而通过消化道排出的水分量非常少；细胞和细胞外结缔组织的代谢活动是人体利用和产生水的主要方面，受机体代谢活动影响；出汗、呼吸等途径排出的液体量随人体活动强度的差异而改变。上述体液的转移受人体所处环境和代谢活动的影响，常发生大幅度变动，为了维持

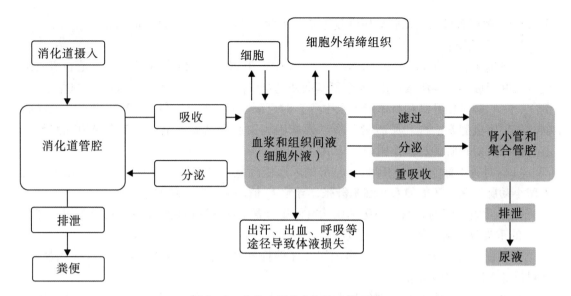

图 2-8 人体内液体分布和交换示意

细胞外液量的稳定,肾脏与细胞外液之间的液体转移,即尿生成过程(肾小球滤过、肾小管和集合管的重吸收和排泌等活动)受人体的精密调控。调控机制包括肾脏的自身调节、神经调节和体液调节,结果是使体内液体量处于动态平衡状态。因此,人体内液体的容量平衡主要依靠对尿生成过程的调节来实现。

在诸多调节机制中,ADH 在调节肾排水中所起的作用尤为重要。ADH 的分泌受血浆晶体渗透压、循环血量、动脉血压以及多种体液因素的调节,这些调节都属于负反馈控制,因而可达到精确控制肾脏排水的效果。肾交感神经和肾素-血管紧张素系统亦可通过多途径调节尿的生成。醛固酮能促进肾重吸收 Na^+ 和水,因而也能影响机体的水平衡。此外,心房钠尿肽的生理作用主要是促进肾排 Na^+ 和排水,与抗利尿激素、肾素和血管紧张素Ⅱ的作用相拮抗,共同发挥调节作用。可见,肾脏通过调节尿生成过程保持机体水平衡,是在神经和多种体液因素共同作用下的结果。

(二)在保持机体电解质平衡中的作用

1. Na^+ 和 K^+ 的平衡

体内重要的盐类均以电解质的形式存在于体液中,其中最重要的就是 Na^+ 和 K^+。醛固酮是调节肾 Na^+ 和 K^+ 排出最重要的体液因素。醛固酮的合成和分泌除受 AngⅡ和 AngⅢ(作用更强)调节外,还受血 K^+ 和血 Na^+ 浓度的负反馈调节,即血 K^+ 浓度升高和(或)血 Na^+ 浓度降低可直接刺激肾上腺皮质分泌醛固酮增多;相反,血 K^+ 浓度降低和(或)血 Na^+ 浓度升高则醛固酮分泌减少。血 K^+ 浓度的变化对醛固酮的分泌调节更为敏感。可见,醛固酮促进肾保 Na^+ 排 K^+ 的功能可对血 Na^+ 和血 K^+ 水平实现精确调控。饮食中 Na^+ 和 K^+ 摄入量增加或减少,在醛固酮的调节下,尿中 Na^+ 和 K^+ 的排出量也相应地增加或减少。

除醛固酮外,心房钠尿肽也可促进肾脏排 Na^+,心房钠尿肽可拮抗醛固酮的作用,抑制肾重吸收 NaCl,使尿中排出 NaCl 增多。此外,肾小球滤过率的变化可通过球-管平衡保持尿钠和尿量稳定,也具有重要的作用。假设肾小球滤过率从 125 mL/min 增加到 126 mL/min(变化不足 1%),没有球-管平衡的调控,尿量和尿钠都将增加 1 倍,机体的 Na^+ 平衡将遭到破坏。

2. Ca^{2+} 的平衡

超滤液中的 Ca^{2+} 绝大部分被重吸收,仅有不足 1% 的 Ca^{2+} 随尿排出。多种因素可调节肾脏对 Ca^{2+} 的排泄,最主要的因素是甲状旁腺激素,甲状旁腺激素的分泌又受到血 Ca^{2+} 浓度的负反馈调节。这一调节通过以下机制实现血钙水平的精确调控:①当细胞外液中 Ca^{2+} 浓度升高,可增加肾小球的滤过,使 Ca^{2+} 排泄增多,还会抑制甲状旁腺激素的分泌,Ca^{2+} 重吸收减少;②血浆中磷的浓度升高,可促使甲状旁腺激素的分泌增多,使肾小管重吸收 Ca^{2+} 增加,则排出 Ca^{2+} 减少;③细胞外液量增加或动脉血压升高时,可减少近端小管对 Na^+ 和水的重吸收,由于 80% 的 Ca^{2+} 是以溶剂拖曳的方式被重吸收,故 Ca^{2+} 的重吸收也减少;④血浆 pH 变化时会对远端小管对 Ca^{2+} 的重吸收产生影响,代谢性酸中毒时 Ca^{2+} 重吸收增加,而代谢性碱中毒时 Ca^{2+} 重吸收则减少。除甲状旁腺激素外,降钙素和维生素 D_3 也可调控肾对 Ca^{2+} 的重吸收和排泄过程。

(三)在维持机体酸碱平衡中的作用

细胞外液的正常 pH 为 7.35~7.45。机体内环境的酸碱平衡是维持正常生命活动的必备条件。正常人普通饮食后,机体在代谢过程中不断产生酸性或碱性物质,且产生的酸性物质量远多于碱性物质量。在维持酸碱平衡的过程中,首先是机体的缓冲体系(如血浆中的缓冲对)发挥作用,缓冲过多的酸性物质,可起到较强的及时性效应;肺主要通过呼出 CO_2(挥发性酸)来缓冲体内的酸性产物,也能起部分作用。肾脏是体内缓冲酸碱物质最重要、作用最持久的器官,其可将体内除 CO_2 以外的所有酸性物质(固定酸)排泄到体外,从而将细胞外液中的 pH 维持在正常范围内。

肾脏维持酸碱平衡的机制有:①肾小管和集合管可通过 Na^+-H^+ 交换和质子泵主动分泌 H^+ 到小管液中,②重吸收 HCO_3^-,③分泌 NH_3 和 NH_4^+。这些机制可使小管液中的 H^+ 浓度降低,促使 H^+ 持续不断地被分泌,还能帮助 HCO_3^- 被人体重吸收。小管上皮细胞顶端膜和胞质中的碳酸酐酶在上述过程中也发挥了重要作用。肾的排酸过程可根据体内酸碱平衡状态调整。酸中毒时,肾小管和集合管上皮细胞中碳酸酐酶的活性增高,生成 H^+ 增多,通过 Na^+-H^+ 交换和质子泵分泌更多的 H^+,酸中毒还能引起谷氨酰胺酶的活性增强,使上皮细胞产生更多的 NH_3 和 NH_4^+,从而使酸碱平衡得到维持。

第三节 清除率

一、清除率的概念及计算方法

两肾在单位时间(通常为每分钟)内能将一定毫升血浆中的某种物质完全清除出去,那么这个被完全清除的某物质的血浆毫升数就称为该物质的清除率(clearance rate,C),即单位时间内肾脏清除某物质的血浆毫升数。由清除率的概念可以看出,具体计算某种物质（X）的清除率（C_X），需要得到三个数据：①尿中该物质的浓度（U_X，mg/100 mL），②每分钟的尿量（V，mL/min），③血浆中该物质的浓度（P_X，mg/100 mL）。

根据物质守恒定律可以得出以下等式：

$U_X \times V = P_X \times C_X$，可推导出 $C_X = (U_X \times V) / P_X$。

清除率的测定可反映肾对不同物质的排泄能力。但实际上，肾并不能将血浆中的某种物质完全清除，因此，清除率只是一个推算的数值，它更能反映的是每分钟内肾脏清除的某种物质来自多少毫升血浆，或相当于多少毫升血浆中含有的该物质的量。

二、测定清除率的意义

（一）测定肾小球滤过率

已知肾每分钟排出某物质（X）的量为 $U_X \times V$，如果该物质经肾小球自由滤过后流经肾小管，并被肾小管和集合管重吸收和分泌，那么，尿液中该物质的量应等于每分钟肾小球滤过量、重吸收量（R_X）和分泌量（S_X）的代数和。每分钟肾小球滤过量应等于该物质血浆浓度（P_X）与肾小球滤过率（GFR）的乘积，因此，可得到如下等式：

$$U_X \times V = P_X \times GFR - R_X + S_X。$$

如果血浆中某种物质能被肾小球自由滤过，而该物质在肾小管和集合管中既不被重吸收也不被分泌，那么，上述公式可以简化为：

$$U_X \times V = P_X \times GFR，$$

因此，

$$GFR = (U_X \times V) / P_X。$$

1. 菊粉清除率

菊粉（inulin）又称菊糖，是一种存在于植物根、茎中的多糖分子。机体不能在体内产生菊粉，菊粉可被肾小球自由滤过，且在肾小管和集合管既不被重吸收也不被分泌，完全符合上述条件，因此，菊粉的清除率（C_{in}）可用来代表肾小球滤过率。例如，给受试者通过静脉滴注菊粉以维持血浆菊粉浓度恒定，然后测定单位时间内的尿量和尿液中菊粉的浓度。如果血浆菊粉浓度维持在 1 mg/100 mL，尿量为 1 mL/min，尿中菊粉的浓度为 125 mg/100 mL，则菊粉的清除率为 125 mL/min。根据以上计算，可推测出肾小球滤过率为 125 mL/min。

2. 内生肌酐清除率

利用菊粉测定肾小球滤过率的方法虽准确可靠，但需静脉注射，操作不便，而内生肌酐（endogenous creatinine）清除率在数值上很接近肾小球滤过率，临床上常用它来推测肾小球滤过率。内生肌酐即体内组织代谢产生的肌酐。由于肉类食物中含有肌酐以及肌肉剧烈活动也可产生肌酐，因此，在检测内生肌酐清除率前应禁食肉类食物和避免剧烈运动。内生肌酐清除率可按以下公式计算：

内生肌酐清除率 = [尿肌酐浓度（mg/L）× 尿量（L/24 h）] / 血浆肌酐浓度（mg/L）。

由于肾小管和集合管既能分泌少量肌酐，又能重吸收少量肌酐，故内生肌酐清除率的值仅用于大致评估肾小球滤过率，其测定值与菊粉清除率相比略高。我国成年人的内生肌酐清除率平均为 128 L/24 h。

(二) 测定肾血浆流量、滤过分数和肾血流量

如果血浆中某一物质（X）随血浆进入肾脏循环一周后，肾静脉中该物质的浓度为0，则表示血浆中的该物质经肾小球滤过、肾小管和集合管转运后，从血浆中被全部清除，因此，该物质从尿中的排出量（$U_X \times V$）应该等于每分钟肾血浆流量（RPF）与血浆中该物质浓度的乘积，即：

$$U_X \times V = RPF \times P_X,$$

因此，

$$RPF = (U_X \times V) / P_X。$$

目前，尚未发现能够完全从肾脏中被清除的物质，但碘锐特（diodrast）和对氨基马尿酸（para-aminohippuric acid，PAH）经肾脏循环一周后，非常接近此过程。静脉滴注碘锐特或对氨基马尿酸的钠盐，使其血浆浓度维持在1~3 mg/100 mL，当血液流经肾脏一周后，碘锐特或PAH大约有90%可从血浆中被清除，经尿排出。因此，可以用碘锐特或PAH的清除率评估有效肾血浆流量。如测得C_{PAH}为594 mL/min，则，

$$RPF = 594 \text{ mL/min} \div 90\% = 660 \text{ mL/min}。$$

已知GFR为125 mL/min，可进一步计算出滤过分数（FF）：

$$FF = 125 \text{ mL/min} \div 660 \text{ mL/min} \times 100\% = 19\%。$$

根据肾血浆流量和血细胞比容，还可计算出肾血流量（RBF）。一般情况下，按照受试者的血细胞比容为45%来计算，肾血浆流量为660 mL/min，则，

$$RBF = 660 \text{ mL/min} \div (1-45\%) = 1\,200 \text{ mL/min}。$$

(三) 推测肾小管的功能

根据各种物质的清除率测定结果，可推测不同物质在肾小管中被净重吸收（net tubular reabsorption）或净分泌（net tubular secretion）的情况，从而了解肾小管对不同物质的转运功能。例如，葡萄糖可被肾小球自由滤过，但其清除率几近为0，说明葡萄糖可全部被肾小管重吸收。尿素的清除率小于GFR（125 mL/min），可看出它被滤过之后，在肾小管和集合管有净重吸收。若某一物质的清除率小于肾小球滤过率，可以判定该物质必定在肾小管发生重吸收，但不能排除它也能被肾小管分泌的可能（因为如果重吸收量大于分泌量时，其清除率仍小于肾小球滤过率）；如果某物质的清除率大于肾小球滤过率，则可判定肾小管必定能分泌此物质，但不能排除其在肾小管被重吸收的可能（因为如果其分泌量大于重吸收量，则其清除率仍高于肾小球滤过率）。

(四) 自由水清除率

自由水清除率（free-water clearance，C_{H_2O}）是用测定清除率的方法测定肾排水情况的一项指标，即对肾脏产生自由水（又称无溶质水）的能力进行定量分析的一项指标。无溶质水（solute-free water）是指尿液在肾小管被浓缩的过程中，每分钟从小管液中重吸收的纯水量；或尿液在被肾脏稀释的过程中，排出到小管液随尿排出的那部分纯水量。

在计算自由水清除率时，需先得到肾对血浆全部溶质的清除率（clearance of total solute）。由于血浆中的全部溶质形成了血浆的晶体渗透压，因此可用渗透单位清除率（osmolar clearance，C_{osm}）来代表血浆全部溶质的清除率。C_{osm}可以用一般的清除率测定方法测得，即分别测得血浆渗透压（P_{osm}）、尿渗透压（U_{osm}）和单位时间内的尿量（V），然

后利用清除率的公式计算出 C_{osm}，即，

$$C_{osm} = U_{osm} \times V / P_{osm}。$$

单位时间内生成的尿量（V）等于渗透单位清除率与自由水清除率之和，即

$$V = C_{osm} + C_{H_2O}。$$

因此，

$$C_{H_2O} = V - C_{osm} = V - U_{osm} \times V / P_{osm} = (1 - U_{osm}/P_{osm}) \times V。$$

由上式可以看出，当 $U_{osm}/P_{osm} < 1$，即尿液为低渗时，C_{H_2O} 为正值；而当 $U_{osm}/P_{osm} > 1$，即尿液为高渗时，C_{H_2O} 为负值。在肾脏生理学中，当 C_{H_2O} 为负值时则称为自由水重吸收量（free-water reabsorption），用 $T_{H_2O}^c$ 来表示，可以作为评估肾小管保留水分的能力的一种指标。如机体发生高渗性脱水时，血浆渗透压升高，抗利尿激素分泌增加，肾小管将重吸收更多的无溶质水，使 C_{H_2O} 值降低而排出高渗尿。当抗利尿激素发挥最大限度抗利尿作用时，C_{H_2O} 值最多可降至 -1.3 mL/min；而当机体内水过多或缺少抗利尿激素时，C_{H_2O} 值可高达 14.3 mL/min。

除上述血浆清除率试验外，临床上还可用尿液浓缩和稀释试验、酚红排泄试验等方法来检测肾功能。

第四节 尿的排放

尿液的生成是连续不断的过程。肾脏中生成的尿液经由集合管、肾盏、肾盂和输尿管进入膀胱储存。膀胱中的尿液储存到一定量时，即可引起反射性排尿（micturition），将尿液经尿道排至体外。尿的储存是无意识的过程，通常进行得较为缓慢，而排尿却是随意而快速的。排尿是一个反射过程，需要高级神经中枢及肌肉的协调配合才能完成。

一、尿液的组成与理化特性

尿液是由肾脏生成，经输尿管、膀胱及尿道排出的含有大量代谢终产物的液体。肾脏通过生成尿液发挥排泄功能。

（一）尿量

正常健康成人 24 小时排出的尿量为 1 000～2 000 mL。排尿量与机体摄入的水量及经肾脏以外途径排出的水量有关。

1. 多尿（polyuria）

24 小时排尿量超过 2 500 mL 称为多尿，见于内分泌疾病（如糖尿病引起的溶质性利尿，尿崩症患者 ADH 不能发挥作用导致的多尿），暂时性多尿（水摄入过多、使用利尿剂），肾脏疾病（如慢性肾盂肾炎、慢性肾间质肾炎、急性肾衰多尿期、慢性肾衰早期等）。长期多尿可导致机体脱水、电解质紊乱等情况发生。

2. 少尿（oliguria）

24 小时排尿量低于 500 mL 时称为少尿，若少于 100 mL 则称为无尿（anuria）。尿量减少可分为三种情况：肾前性少尿（脱水、大出血、休克、心衰等疾病引起有效血容量的

不足）、肾性少尿（各种肾实质性病变）、肾后性少尿（肿瘤、结石、尿路狭窄等导致的尿路梗阻）。少尿和无尿可导致代谢产物在机体内蓄积，严重者可引起尿毒症（uremia）。

（二）尿的物理性质

尿液通常透明，呈淡黄色，尿少而浓缩时颜色加深。服用某些药物或发生某些疾病时，可引起尿的颜色发生相应的变化。一般情况下尿液呈酸性，pH 为 5.0～7.0，其受摄入食物性质的影响，可发生较大变动。如摄入富有动物蛋白质较多的膳食，蛋白质分解产生的磷酸盐、硫酸盐随尿液排出，尿液常呈酸性；如摄入较多的蔬菜和水果，其含有的有机酸在体内氧化后酸性产物减少，排碱增多，尿液呈碱性或中性。尿比重通常为 1.015～1.025，渗透压一般高于血浆。机体大量饮水后尿量会增多，尿液稀释，尿比重和渗透压均可暂时低于血浆；机体缺水时导致尿液浓缩，尿溶质的含量增多，尿比重和渗透压均会升高。因此，尿的渗透压和比重能反映肾的浓缩与稀释功能。

（三）尿液的化学组成

尿液的成分中，96%～97% 是水，3%～5% 是固体物，包括有机物和无机物。其中，有机物以蛋白质代谢产生的含氮化合物为主，如肌酐、尿酸、尿素等；无机物则主要是电解质，如 K^+、Na^+、Cl^-、SO_4^{2-}、$H_2PO_4^-$ 等。

二、排尿反射

排尿是膀胱排空的过程，是一种反射活动，即排尿反射（micturition reflex）。排尿反射是一种高级中枢控制的脊髓反射，即脊髓是排尿反射的初级中枢，该反射在脊髓水平就能完成，但通常情况下，排尿反射还受高级中枢的抑制或易化控制，可有意识地抑制或加强反射过程。

一般情况下，膀胱逼尿肌在副交感神经的紧张性调节下，处于轻度收缩状态。当膀胱内没有尿液时，膀胱内压约为 0。当膀胱内尿液积聚至 30～50 mL 以下时，膀胱内压仅升高 5～10 cmH_2O。当膀胱内尿液量继续增加，达到 200～300 mL 时，膀胱内压稍增加后又很快回降至 10 cmH_2O 以下，这是因为膀胱有较大的伸展性。当尿液量增加到 400～500 mL 时，膀胱内压才超过 10 cmH_2O。如果膀胱内尿量增加到 700 mL，膀胱内压可随之增加到 35 cmH_2O，逼尿肌可出现节律性收缩，排尿欲显著增强，但此时还可以通过高级中枢有意识地控制排尿。当膀胱内压达到 70 cmH_2O 以上时，机体会出现明显的痛感以至于不得不排尿。

当膀胱充盈到一定程度时（400～500 mL 或以上），膀胱壁的牵张感受器受到刺激而兴奋，冲动沿盆神经到达排尿反射初级中枢骶髓的同时，还上传到位于脑干和大脑皮层的高级中枢，引起充胀的感觉和排尿欲。若情况允许，高级中枢则易化初级中枢的活动，进而初级中枢传出冲动沿盆神经到达膀胱，引起逼尿肌收缩、尿道内括约肌松弛，使尿液进入后尿道。此时尿液刺激后尿道的感受器，产生的冲动沿传入神经再次传到初级排尿中枢，加强膀胱的收缩，使尿道外括约肌开放，于是尿液在强大的膀胱内压（可高达 150 cmH_2O）驱动下排出。尿液对尿道的刺激可反射性地加强排尿中枢的活动，形成一个正反馈，可使排尿反射一再加强，直至膀胱内的尿液排净为止。在排尿末期，男性可通过球海绵体肌的收缩排尽尿道内残留的尿液；女性则靠重力作用排尽残留尿液。此外，排尿时腹肌和膈肌的收缩也可使腹内压升高，协助克服阻力排尿。

三、排尿异常

由于排尿是受高级中枢控制的脊髓反射，因此，如果排尿反射的反射弧中任何一个组成部分受损，或骶段脊髓排尿中枢与高级中枢的联系切断，都将导致排尿异常（abnormality of micturition）。

当膀胱的传入神经受损，膀胱充盈的信号不能传入到脊髓初级中枢，则膀胱充盈时不能反射性引起其张力增加，故膀胱充盈而膀胱壁张力却不能同步增加，称为无张力膀胱（atonic bladder）。当膀胱充盈过度时，尿道溢流出数滴尿液，称为溢流性尿失禁（overflow incontinence）。如果支配膀胱的传出神经（盆神经）或脊髓初级中枢受损，排尿反射也不能发生，导致膀胱松弛扩张，大量尿液滞留在膀胱内，称为尿潴留（urine retention）。如果高位脊髓受损，骶段脊髓排尿中枢的活动失去高级中枢的控制，即使脊髓排尿反射的反射弧是完好的，此时可出现不受意识控制的尿失禁（urine incontinence），这种情况常发生在脊髓休克恢复后。在脊髓休克期间，骶段脊髓排尿中枢处于休克状态，排尿反射消失，可出现溢流性尿失禁。小儿高级中枢对初级中枢的控制能力尚未发育完善，所以，小儿排尿活动受意识控制较弱，且排尿次数多，易发生夜间遗尿现象。

（张彩彩、李祎莹、翁启芳）

> **讨论：**
> 肾脏疾病常常引起高血压，高血压也可引起肾脏疾病。从症状上来看，二者均为高血压伴有肾损害，但治疗手段大不相同。试分析肾性高血压的发病过程中，可能参与的神经体液因素及其发挥的具体作用。

小结与思考

1. 肾的基本结构和功能单位是肾单位。每个肾有100多万个肾单位，与集合管共同生成尿液。肾单位分为皮质肾单位和近髓肾单位。请比较皮质肾单位和近髓肾单位的异同点。

2. 球旁器是皮质肾单位的重要结构，在调节肾小球功能和尿生成过程中发挥了重要作用。请具体说出球旁器是如何发挥此作用的。

3. 肾的血流量非常丰富，受到神经、体液因素和自身调节机制的共同调控。请说一说，肾脏血流量是如何进行调节的。

4. 肾小球滤过是指肾小球内血浆的成分透过滤过膜进入肾小囊的过程，这是尿液生成的第一步。肾小球滤过率和滤过分数是评估肾功能的重要指标。请比较这两个评价指标在评估肾功能时各有什么特点。

5. 发生肾小球滤过时滤过膜是重要的物质基础。物质通过滤过膜的能力取决于其分子的大小和带电荷的性质。有效滤过压是滤过的动力。构成有效滤过压的因素有哪些？它们是如何影响肾小球滤过功能的？

6. 不同物质在肾小管和集合管通过主动转运和被动转运的方式进行重吸收。肾小管和集合管各段对不同物质的重吸收以及分泌的机制不尽相同。你能说出几种主要的物质如 Na^+、K^+、H^+、HCO_3^-、NH_3、葡萄糖等物质的转运过程吗？

7. 尿液的浓缩和稀释主要取决于肾髓质的渗透浓度梯度和集合管对水的吸收。肾髓质渗透梯度的形成是尿浓缩的动力，抗利尿激素在调节尿浓缩和稀释中发挥了重要作用。肾髓质的渗透梯度是如何建立和维持的？

8. 肾脏的泌尿功能受到神经、体液调节和自身调节的共同作用。人在急性大失血后动脉血压下降至 60 mmHg，请分析此时尿液和尿渗透压的可能变化并解释原因。

9. 清除率是评价和研究肾脏生理学的重要方法。通过测定菊粉、内生肌酐、对氨基马尿酸等物质的清除率可推测肾脏的哪些功能？

10. 尿的排放需要输尿管、膀胱、尿道的神经、肌肉以及中枢的协调，通过排尿反射来完成。当反射弧受损时，可能出现哪些病理表现？

☞单项选择题

1. 关于肾小球滤过膜的描述，错误的是_____。
   A. 由毛细血管内皮细胞、基膜和肾小囊脏层上皮细胞三层组成
   B. 基膜对滤过膜的通透性起最重要作用
   C. 通透性与被滤过物质分子大小有关
   D. 带正电荷分子更易通过
   E. 带负电荷分子更易通过

2. 肾小球滤过率是指_____。
   A. 一侧肾脏每分钟生成的原尿量
   B. 两侧肾脏每分钟生成的原尿量
   C. 两侧肾脏每分钟生成的尿量
   D. 一侧肾脏每分钟生成的尿量
   E. 两侧肾脏每分钟的血浆流量

3. 关于近髓肾单位的描述，错误的是_____。
   A. 主要分布在靠近髓质的内皮质层
   B. 入球小动脉的口径比出球小动脉的粗
   C. 肾小球体积大、髓袢长，可深达内髓质层
   D. 出球小动脉可形成 U 形直小血管
   E. 在尿的浓缩和稀释过程中起重要作用

4. 滤过分数是指_____。
   A. 肾小球滤过率/肾血浆流量   B. 肾血浆流量/肾血流量
   C. 肾血流量/肾血浆流量   D. 肾小球滤过率/肾血流量
   E. 肾血流量/心输出量

5. 正常情况下，流过肾脏的血浆约有_____被滤出。
   A. 15%   B. 19%   C. 45%   D. 81%

E. 85%

6. 在正常情况下，成人肾小球滤过率为_____。
   A. 100 mL/min   B. 125 mL/min   C. 180 mL/min   D. 250 mL/min
   E. 1000 L/min

7. 使肾小球滤过率降低的因素是_____。
   A. 肾小球毛细血管血压降低   B. 血浆蛋白减少
   C. 肾小球的血浆流量增加   D. 近端小管重吸收量增加
   E. 肾小囊内压降低

8. 使肾小球滤过率增高的因素是_____。
   A. 肾小球毛细血管压降低   B. 血浆晶体渗透压升高
   C. 血浆胶体渗透压降低   D. 原尿胶体渗透压升高
   E. 肾小球血浆流量减少

9. 在正常情况下，不能通过滤过膜的物质是_____。
   A. 氨基酸   B. Na^+、K^+、Cl^-等电解质
   C. 血浆白蛋白   D. 葡萄糖
   E. 肌酐

10. 近曲小管重吸收的特点是_____。
    A. 肾小管细胞两侧溶质浓度差很大   B. 重吸收的量很小
    C. 肾小管细胞两侧电位差很大   D. 伴随有其他离子的分泌
    E. 等渗性重吸收

11. 酸中毒时常伴有高血钾，主要是由于_____。
    A. H^+ - Na^+交换增强   B. K^+ - Na^+交换增强
    C. H^+ - K^+交换增强   D. 细胞破坏，释放K^+增加
    E. 肾小管重吸收K^+增加

12. 肾脏髓质渗透压梯度的维持主要靠_____。
    A. 小叶间动脉   B. 髓袢   C. 弓形动脉   D. 弓形静脉
    E. 直小血管

13. 形成肾脏内髓部渗透压梯度的主要溶质是_____。
    A. 磷酸盐与NaCl   B. KCl与尿素
    C. 尿素与葡萄糖   D. NaCl与KCl
    E. 尿素与NaCl

14. 肾小管滤液中，水的重吸收大部分是在_____。
    A. 近曲小管   B. 远曲小管   C. 髓袢降支   D. 髓袢升支
    E. 集合管

15. 损毁视上核，尿量和尿浓缩将出现哪种变化？_____。
    A. 尿量增加，尿浓度稀释   B. 尿量增加，尿浓缩
    C. 尿量减少，尿浓度稀释   D. 尿量减少，尿浓缩
    E. 尿量不变，尿浓缩

16. 肾小管分泌 H^+ 是在哪种酶的催化下进行的？_____。
    A. 脱羧酶　　　B. 羟化酶　　　C. 过氧化酶　　　D. 碳酸酐酶
    E. 磷酸化酶

17. 大量出汗时尿量减少，主要原因是_____。
    A. 血浆晶体渗透压升高，引起抗利尿激素分泌增加
    B. 血浆晶体渗透压降低，引起抗利尿激素分泌增加
    C. 血浆胶体渗透压升高，引起肾小球滤过率减少
    D. 交感神经兴奋，引起抗利尿激素分泌
    E. 血容量减少，导致肾小球滤过率减少

18. 给家兔静脉注射 20% 葡萄糖溶液 5 mL，引起尿量增多的原因是_____。
    A. 肾小球有效滤过压升高　　　B. 肾小球滤过率增加
    C. 血浆胶体渗透压升高　　　　D. 醛固酮分泌增加
    E. 肾小管液中溶质浓度增加

19. 氨基酸通过主动转运全部被重吸收，其部位是_____。
    A. 近端小管　　B. 髓袢细段　　C. 髓袢粗段　　D. 远曲小管
    E. 集合管

20. 正常人摄入 K^+ 多，由肾脏排出也多，其主要原因是_____。
    A. 肾小球滤过率增加　　　　　　B. 近端小管重吸收 K^+ 减少
    C. 远曲小管和集合管分泌 K^+ 增多　D. 髓袢重吸收 K^+ 减少
    E. 醛固酮分泌减少

21. 糖尿病人尿量增多的原因是_____。
    A. 肾小球滤过率增加　　　　B. 渗透性利尿
    C. 水利尿　　　　　　　　　D. 抗利尿激素分泌减少
    E. 醛固酮分泌减少

22. 下列哪种情况醛固酮分泌将增多？_____。
    A. 血 Na^+ 升高、血 K^+ 降低　　B. 血 Na^+ 降低、血 K^+ 升高
    C. 血 Ca^{2+} 升高　　　　　　　　D. 血 Cl^- 升高
    E. 血中葡萄糖浓度升高

23. 关于 H^+ 分泌的描述，错误的是_____。
    A. 近端小管、远曲小管和集合管均可分泌
    B. 分泌过程与 Na^+ 的重吸收有关
    C. 有利于 HCO_3^- 的重吸收
    D. 可阻碍 NH_3 的分泌
    E. 远曲小管和集合管 H^+ 分泌增多时，K^+ 分泌减少

24. 下列关于肾小管分泌 NH_3 的叙述，错误的是_____。
    A. NH_3 与肾小管液中 H^+ 结合形成 NH_4^+
    B. NH_3 是通过肾小管主动转运而进入小管液的
    C. NH_4^+ 与肾小管液中 Cl^- 结合生成 NH_4Cl

D. NH_3 分泌对维持酸碱平衡起重要作用

E. NH_3 的分泌能促进 $NaHCO_3$ 的重吸收

25. 下述哪种情况下尿量增多与抗利尿激素无关？_____。
    A. 大量饮水　　　　　　　　　　B. 血浆晶体渗透压降低
    C. 循环血量增加　　　　　　　　D. 静脉输入低渗液体
    E. 静脉输入甘露醇

26. 用于测量人肾小球滤过率的物质是_____。
    A. 碘特锐　　B. 肌酐　　C. 尿素　　D. 菊粉（菊糖）
    E. 葡萄糖

27. 盆神经受损时，排尿功能障碍的表现是_____。
    A. 尿失禁　　B. 尿频　　C. 尿潴留　　D. 多尿
    E. 少尿

28. 引起抗利尿激素分泌的最敏感的因素是_____。
    A. 循环血量减少　　　　　　　　B. 血浆晶体渗透压增高
    C. 血浆胶体渗透压增高　　　　　D. 疼痛刺激
    E. 寒冷刺激

29. 正常人24小时排尿量_____。
    A. 大于 3 000 mL　　　　　　　　B. 约等于 2 500 mL
    C. 2 000～2 500 mL　　　　　　　D. 1 000～2 000 mL
    E. 1 000～1 500 mL

30. 排尿反射的初级中枢位于_____。
    A. 大脑皮层　　B. 下丘脑　　C. 延髓　　D. 中脑
    E. 骶髓

31. 高位截瘫病人排尿障碍表现为_____。
    A. 尿失禁　　B. 尿潴留　　C. 无尿　　D. 尿崩症
    E. 以上全不是

32. 关于排尿反射的叙述，下列哪一项不正确？_____。
    A. 感受器位于膀胱壁上　　　　　B. 初级中枢位于骶段脊髓
    C. 反射过程存在负反馈控制　　　D. 排尿反射受意识控制
    E. 反射过程存在正反馈控制

（张彩彩、李祎莹、翁启芳）

参考答案

1—5 DBBAB 6—10 BACCE 11—15 AEEAA 16—20 DAEAC
21—25 BBDBE 26—30 DCBEE 31—32 AC

第三章 泌尿系统疾病病理

泌尿系统由肾脏、输尿管、膀胱和尿道组成。泌尿系统疾病或病变种类较多,包括炎症、肿瘤、代谢性疾病、尿路梗阻、血管疾病和先天性畸形等。不同部位的疾病或病变引起的临床表现不同;不同部位病变由不同损伤因子所致,如肾小球病变多由免疫介导的损伤引起,肾小管和肾间质的病变常由感染或中毒引起。肾脏各部分在结构和功能方面相互关联和依赖,有的损伤因子可引起多个部位的损伤,一个部位病变可发展累及其他部位。肾脏是泌尿系统中最重要的器官,根据病变主要累及的部位,肾脏疾病分为肾小球疾病、肾小管疾病、肾间质疾病和血管性疾病。各种原因引起的肾脏慢性病变最终均可能导致慢性肾功能衰竭。

本章主要介绍肾小球疾病、肾小管间质性肾炎及肾和膀胱常见肿瘤。

第一节 肾小球疾病

肾小球疾病(glomerular diseases)是以肾小球损伤和改变为主的一组疾病(表3-1)。肾小球疾病可分为原发性肾小球疾病(primary glomerulopathy)、继发性肾小球疾病(secondary glomerular diseases)和遗传性肾小球疾病(hereditary diseases)。原发性肾小球疾病是原发于肾脏的独立疾病,肾是唯一或主要受累的脏器;继发性肾小球疾病是由免疫性、血管性或代谢性疾病累及肾小球引起的病变,肾脏病变是系统性疾病的组成部分;遗传性肾小球疾病是指一组以肾小球病变为主的遗传性、家族性疾病,如Alport综合征,由于编码Ⅳ型胶原α链的基因突变导致肾小球基膜变薄,出现血尿或蛋白尿等症状。

表3-1 肾小球疾病分类

原发性肾小球疾病	继发性肾小球疾病	遗传性肾小球疾病
急性弥漫性增生性肾小球肾炎	狼疮性肾炎	Alport综合征
快速进行性(新月体性)肾小球肾炎	糖尿病性肾病	Fabry病
膜性肾小球病	淀粉样物沉积症	薄基膜病
膜增生性肾小球肾炎	肺出血肾炎综合征	—
系膜增生性肾小球肾炎	显微型多动脉炎Wegener肉芽肿	—
局灶性节段性肾小球硬化	过敏性紫癜	—
微小病变性肾小球病	细菌性心内膜炎相关性肾炎	—

续表 3-1

原发性肾小球疾病	继发性肾小球疾病	遗传性肾小球疾病
IgA 肾病	—	—
慢性肾小球肾炎	—	—

本节主要讨论原发性肾小球疾病。

一、病因与发病机制

原发性肾小球疾病的病因和发病机制尚不完全清楚，目前已明确的是，大部分原发性肾小球疾病及部分继发性肾小球疾病的肾小球损伤是由抗原-抗体复合物沉积于肾小球所致。

抗原-抗体复合物沉积是肾小球损伤最主要的病因。抗原分为内源性抗原和外源性抗原两大类。内源性抗原包括肾小球性抗原（肾小球基膜抗原，足细胞、内皮细胞和系膜细胞的细胞膜抗原等）和非肾小球性抗原（DNA、核抗原、免疫球蛋白、肿瘤抗原和甲状腺球蛋白等），外源性抗原包括细菌、病毒、寄生虫、真菌和螺旋体等生物性病原体的成分及药物、外源性凝集素、异种血清等。与抗体有关的肾小球损伤主要通过两种机制引起肾小球病变，一种是在血液循环中形成抗原-抗体复合物沉积于肾小球内，另一种是抗体与肾小球内的抗原在原位形成复合物。此外，针对肾小球细胞成分的细胞毒抗体等其他原因也可引起肾小球损伤。

抗原-抗体免疫复合物形成后，尚需多种炎症介质参与才能引起肾小球损伤及各种不同类型的原发性肾小球疾病。

（一）循环免疫复合物沉积

循环免疫复合物沉积（circulating immune complex deposition）中的抗原是非肾小球性或外源性抗原。在抗原刺激下，机体产生相应的抗体与之结合，形成免疫复合物，并随血液流经肾脏，沉积于肾小球，并常与补体结合，引起肾小球损伤。肾小球局部常有中性粒细胞浸润，伴内皮细胞、系膜细胞和脏层上皮细胞增生。免疫复合物在电镜下表现为高电子密度的沉积物，分别定位于：①系膜区；②内皮细胞与基膜之间，即内皮下沉积物（subendothelial deposits）；③基膜与足细胞之间，即上皮下沉积物（subepithelial deposits）。免疫荧光检查可显示沉积物内的免疫球蛋白或补体。荧光标记的抗免疫球蛋白或抗补体抗体可显示免疫复合物在肾小球病变部位呈颗粒状沉积物（图 3-1）。

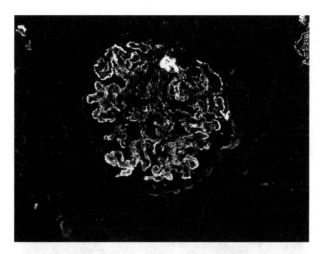

图3-1 循环免疫复合物在肾小球沉积的免疫荧光染色，显示 IgG 沿毛细血管基底膜呈不连续的颗粒状沉积

（图片由广州金域医学检验提供）

沉积于肾小球内的免疫复合物可被巨噬细胞及系膜细胞吞噬、降解。因此，抗原作用为一过性时，炎症很快消退。若大量抗原持续存在，免疫复合物不断形成和沉积，则可引起肾小球炎症和慢性损伤。

循环免疫复合物是否沉积于肾小球、沉积部位和数量受多种因素影响，其中最重要的两个因素是免疫复合物的分子大小和携带的电荷。大分子复合物常被血液中的吞噬细胞清除，小分子复合物易通过肾小球滤过膜，两种复合物均不易在肾小球内沉积，中等大小分子复合物则易沉积在肾小球内。带正电荷的复合物易穿过基膜，沉积于上皮下；带负电荷的复合物不易通过基膜，常沉积于内皮下；电荷中性的复合物易沉积于系膜区。其他影响免疫复合物沉积的因素包括肾小球血流动力学、系膜细胞的功能和滤过膜的电荷状况等。

由循环免疫复合物沉积于肾小球导致的肾炎称为循环免疫复合物性肾炎（nephritis caused by circulating immune complex）。

（二）原位免疫复合物沉积

原位免疫复合物沉积（immune complex deposition in situ）是抗体直接与肾小球自身的抗原成分或经血液循环植入肾小球的抗原结合，在肾小球内形成原位免疫复合物，引起肾小球损伤。

由原位免疫复合物沉积导致的肾炎称为原位免疫复合物性肾炎（nephritis caused by in situ immune complex），其常见的类型如下所示。

1. 抗肾小球基膜抗体引起的肾炎

实验证明，抗肾小球基膜抗体引起的肾炎（anti-GBM antibody-induced nephritis）是由抗体与肾小球基膜（glomerular basement membrane，GBM）自身的抗原结合引起。实验过程如下：用大鼠肾皮质匀浆免疫兔，获得兔抗大鼠肾组织抗体，将抗体注入健康大鼠后，抗体与大鼠肾小球基膜成分发生反应，引起肾小球肾炎。人类的抗肾小球基膜肾炎是一种自身免疫病，由抗 GBM 的自身抗体与 GBM 结合引起。抗体沿 GBM 沉积，免疫荧光检查显示特征性的连续线性荧光（图3-2）。GBM抗原形成可能的原因是，微生物感染或其他因素使基膜结构发生改变，或病原微生物与GBM成分具有共同抗原性而引起免疫交叉反应。与抗GBM抗体引起的肾炎发病机制相关的抗原为基膜Ⅳ型胶原α_3链羧基端非胶原区，即α_3（Ⅳ）NC1结构域。

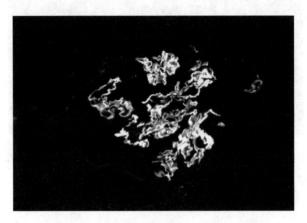

图3-2 原位免疫复合物在肾小球沉积的免疫荧光染色，显示IgG沿毛细血管基底膜呈线性沉积

（图片由广州金域医学检验提供）

2. Heymann肾炎

Heymann肾炎（Heymann nephritis）是研究人类原发性膜性肾小球病的经典动物模型。该模型以近曲小管刷状缘成分为抗原免疫大鼠，使大鼠产生抗体，并引起与人膜性肾小球病相似的病变。肾脏病变由抗体与位于脏层上皮细胞基底侧小凹细胞膜外表面的抗原复合物反应引起。该抗体与肾小管刷状缘具有免疫交叉反应性。大鼠的Heymann抗原是分子量为330 kDa的糖蛋白，又称megalin。megalin与分子量为44 kDa的受体相关蛋白（receptor-associated protein，RAP）构成抗原复合物。抗体与足细胞小凹上的抗原复合物结合并激活补体。免疫复合物自足细胞表面脱落，形成典型的上皮下沉积物。免疫荧光检查显示沉积的免疫球蛋白或补体呈弥漫颗粒状分布。电镜检查显示毛细血管基底膜与足细胞之间有许多小块状电子致密物沉积，而与人膜性肾小球病相关的抗原尚未明确。

人类抗肾小球基膜抗体引起的肾炎和膜性肾小球病是抗体与内源性肾小球成分反应引起的自身免疫病。自身抗体形成的机制尚未阐明。实验研究显示，氯化汞等药物、感染产物（如内毒素）和移植物抗宿主反应等均可导致自身免疫性肾小球肾炎。

3. 抗体与植入抗原的反应

植入性抗原（antibodies against planted antigens）是肾小球以外的成分随血液流经肾脏时，通过与肾小球成分反应而定位于肾小球。体内产生的抗体与植入性抗原结合形成的免疫复合物在免疫荧光检查时呈散在的颗粒状荧光。

肾小球肾炎的发病机制除与以上两种免疫复合物相关外，细胞免疫可能是未发现抗体反应的肾炎的主要发病机制：细胞免疫产生的致敏T淋巴细胞可以导致肾小球损伤，引起细胞介导的免疫性肾小球肾炎（cell-mediated immunity glomerulonephritis）。抗肾小球细胞抗体（antibodies to glomerular cells）和补体替代途径的激活（activation of alternative complement pathway）也可引起肾小球损伤。

（三）肾小球损伤及疾病

除肾小球抗原-抗体免疫复合物或致敏T淋巴细胞外，肾小球损伤和各种类型肾小球疾病尚需多种炎症介质参与才可发生。

1. 补体-白细胞介导机制

补体-白细胞介导机制（complement-leukocyte mediated mechanism）是导致肾小球病变的一个重要途径。补体激活后产生C5a等趋化因子，吸引中性粒细胞和单核细胞浸润。中性粒细胞释放蛋白酶、氧自由基和花生四烯酸代谢产物等介质发挥作用。蛋白酶使肾小球基膜降解，氧自由基引起细胞损伤，花生四烯酸代谢产物使肾小球滤过率降低。由补体C5～C9构成的膜攻击复合物可引起上皮细胞坏死脱落，刺激系膜细胞和上皮细胞分泌损伤性化学介质。膜攻击复合物还可上调上皮细胞表面的转化生长因子受体（TGFR）表达，使细胞化基质合成过度、肾小球基膜增厚。许多肾小球肾炎中炎症细胞数量很少，病变可能由不依赖白细胞的补体依赖性机制所引起。

2. 抗肾小球细胞抗体的作用

在未发现免疫复合物沉积的肾小球疾病中，抗肾小球细胞抗体引起的细胞损伤可能起主要作用。抗体可直接与肾小球细胞的抗原成分反应，通过抗体依赖的细胞毒反应等机制导致损伤及病变。抗系膜细胞抗原的抗体可导致系膜溶解及系膜细胞增生。抗内皮细胞抗原的抗体引起内皮细胞损伤和血栓形成。抗脏层上皮细胞糖蛋白抗体引起的损伤可致蛋白尿。

3. 介质的作用

其他引起肾小球损伤的介质包括：①单核细胞和巨噬细胞，通过抗体或细胞介导的反应而浸润至肾小球内，激活时释放大量生物活性物质，加剧肾小球损伤。②血小板，聚集在肾小球内的血小板释放二十烷类花生酸衍生物和生长因子等，引起肾小球的炎症反应。③肾小球固有细胞（resident glomerular cells），包括内皮细胞、系膜细胞和上皮细胞，肾小球免疫损伤中生成的多种细胞因子、系膜基质和GBM降解产物可作用于细胞表面的相应受体，使之激活并释放多种介质。系膜细胞在炎症刺激下释放活性氧细胞因子、趋化因子、花生四烯酸衍生物、一氧化氮和内皮素等。在无炎症细胞浸润的情况下，系膜细胞等肾小球固有细胞释放的介质可引起肾小球病变。④纤维素及其产物，可引起白细胞浸润和肾小球细胞增生。

二、基本病理变化

肾穿刺活检进行病理学诊断是肾小球疾病诊断、指导临床治疗和判断预后的重要途径。与其他疾病不同，肾小球疾病的病理诊断不仅需要常规苏木素伊红（HE）染色和光镜观察，而且需要特殊染色、免疫荧光染色和透射电镜观察等。特殊染色包括过碘酸-雪夫氏（PAS）染色、过碘酸六胺银（PASM）染色和Masson三色染色等。PAS染色可显示基膜和系膜基质，PASM染色可更清晰显示基膜，Masson染色可显示特殊蛋白性物质（包括免疫复合物）及胶原纤维等。免疫荧光染色主要显示肾小球免疫球蛋白（IgG、IgM 或 IgA 等）和补体成分（C3、C1q 和 C4 等）的沉积。透射电镜可观察超微结构改变和免疫复合物沉积及沉积部位。

原发性肾小球肾炎和继发性肾小球肾炎的基本病理变化相似，主要病变包括以下几种。

（一）细胞增多

肾小球细胞数量增多（hypercellularity），包括系膜细胞、内皮细胞和壁层上皮细胞，以及炎症细胞，如中性粒细胞、单核细胞及淋巴细胞浸润，壁层上皮细胞增生可导致肾小囊内新月体形成。

（二）基膜增厚

光镜下，PAS 和 PASM 染色均可显示基膜增厚（basement membrane thickening）。电镜下可见，基膜增厚可以是基膜本身的增厚，也可因内皮下、上皮下或基膜内免疫复合物沉积所致。

（三）炎性渗出和坏死

急性肾炎时，肾小球内可有中性粒细胞、单核细胞等炎症细胞浸润和纤维素渗出（inflammatory exudation），毛细血管壁可发生纤维素样坏死（necrosis），可伴血栓形成。

（四）玻璃样变和硬化

肾小球玻璃样变（hyalinization）是指光镜下 HE 染色显示均质红染的嗜酸性物质沉积。电镜下显示，细胞外出现无定形物质，主要为沉积的血浆蛋白、增厚的基膜和增多的系膜基质。严重时毛细血管管腔狭窄和闭塞，肾小球固有细胞减少甚至消失，胶原纤维增加，最终导致肾小球节段性或球性硬化（sclerosis）。肾小球玻璃样变和硬化是各种肾小球病变发展的最终结果。

（五）肾小管和间质的改变

由于肾小球血流和滤过状态的改变，肾小管上皮细胞常发生变性，管腔内可出现由蛋白质、细胞或细胞碎片浓聚形成的各种管型。肾间质充血、水肿和炎症细胞浸润。肾小球发生玻璃样变和硬化时，相应肾小管萎缩或消失，间质纤维化。

肾小球疾病的病理诊断应反映病变的分布状况。根据病变肾小球的数量和比例，肾小球肾炎分为弥漫性（diffuse）肾小球肾炎和局灶性（focal）肾小球肾炎两大类：弥漫性肾小球肾炎指病变累及全部或大多数（超过 50%）肾小球，局灶性肾小球肾炎指病变仅累及部分（小于 50%）肾小球。根据病变肾小球受累毛细血管袢的范围，肾小球肾炎分为球性（global）肾小球肾炎和节段性（segmental）肾小球肾炎两大类：球性肾小球肾炎累及整个肾小球的全部或大部分毛细血管袢；节段性肾小球肾炎仅累及肾小球的部分毛细血管袢（不超过肾小球切面的 50%）。

三、临床与病理联系

原发性肾小球肾炎和继发性肾小球肾炎的临床表现相似，包括尿量和尿质的改变、水肿和高血压等。尿量改变包括少尿、无尿、多尿或夜尿。24 小时尿量少于 500 mL 为少尿，少于 100 mL 为无尿，超过 2 500 mL 为多尿。尿质的改变包括血尿（hematuria）、蛋白尿

（proteinuria）和管型尿（cylindruria）。血尿分为肉眼血尿和显微镜下血尿。尿中蛋白含量超过 150 mg/d 为蛋白尿，超过 3.5 g/d 称为大量蛋白尿。管型（cast）由蛋白质、细胞或细胞碎片在肾小管凝集形成，尿中出现大量管型则为管型尿。

临床上，肾小球疾病常表现为结构和功能相联系的症状组合，即综合征（syndrome）。肾小球肾炎的临床表现与病理类型关系密切，但并非完全对应。不同的病变可引起相似的临床表现，同一病理类型的病变可引起不同的症状和体征。此外，肾小球肾炎的临床表现还与病变程度和病程等因素有关。

（一）肾小球疾病综合征

肾小球疾病的临床表现主要有以下几种综合征：

1. 急性肾炎综合征

急性肾炎综合征（acute nephritic syndrome），起病急，常表现为明显血尿，轻至中度蛋白尿，常伴水肿和高血压；严重者出现氮质血症。该综合征主要见于急性弥漫性增生性肾小球肾炎。

2. 快速进行性肾炎综合征

快速进行性肾炎综合征（rapidly progressive nephritic syndrome），起病急，病情进展快，临床出现水肿、血尿和蛋白尿等改变后，迅速发展为少尿或无尿、氮质血症或急性肾功能衰竭。该综合征主要见于快速进行性肾小球肾炎（又称急进性肾小球肾炎）。

3. 肾病综合征

肾病综合征（nephrotic syndrome），主要表现为大量蛋白尿（heavy proteinuria）、严重水肿（severe edema）、低白蛋白血症（hypoalbuminemia）、高脂血症（hyperlipidemia）和脂尿（lipiduria）。多种类型的肾小球肾炎均可表现为肾病综合征，其中，膜性肾病和微小病变性肾小球病较为常见。

4. 无症状性血尿或蛋白尿

无症状性血尿或蛋白尿（asymptomatic hematuria or proteinuria），表现为持续或反复发作的镜下或肉眼血尿，或轻度蛋白尿，或二者同时发生。该综合征主要见于 IgA 肾病。

5. 慢性肾炎综合征

慢性肾炎综合征（chronic nephritic syndrome），主要表现为多尿、夜尿、低比重尿、高血压、贫血、氮质血症和尿毒症。该综合征主要见于各型肾小球肾炎的终末阶段。

（二）临床表现的病理学基础

1. 尿的变化

少尿或无尿，主要因肾小球疾病时，因肾小球细胞增生肥大、数量增多或新月体形成使肾小球毛细血管受压、滤过率下降引起少尿或无尿。多尿、夜尿和低比重尿，主要因大量肾单位结构被破坏，功能丧失所致，特别是肾小管结构损伤、重吸收功能下降；血液流经残留肾单位时速度加快，肾小球滤过率增加，同时肾小管重吸收功能有限，尿浓缩功能降低，可生成低比重尿。肾小球毛细血管壁损伤，滤过膜通透性升高，血浆蛋白滤过增加，形成大量蛋白尿。当尿中主要为低分子量的白蛋白和转铁蛋白时，称为选择性蛋白尿（selective proteinuria），提示滤过膜损伤相对较轻；滤过膜损伤严重时大分子量蛋白可滤过，生成非选择性蛋白尿（non-selective proteinuria）。

2. 低白蛋白血症

长期大量蛋白尿导致血浆蛋白含量减少,形成低白蛋白血症。

3. 水肿

水肿的主要原因是低白蛋白血症致血液胶体渗透压降低。同时,肾小球滤过率下降,组织间液增多,血容量下降,醛固酮和抗利尿激素分泌增加,水钠潴留,可加重水肿;此外,超敏反应引起的毛细血管通透性增高也可加重水肿。

4. 高脂血症

高脂血症可能的原因有低白蛋白血症时刺激肝脏脂蛋白合成增加,血液循环中脂质颗粒运送障碍和外周脂蛋白的分解障碍。

5. 高血压

与高血压相关的因素有水钠潴留,血容量增加;肾小球硬化和严重缺血,肾素分泌增多;高血压时细、小动脉硬化,加重肾缺血,使血压持续增高。

6. 贫血

贫血主要是因为肾组织损伤,促红细胞生成素分泌减少所致。此外,体内代谢产物堆积可抑制骨髓造血功能。

7. 氮质血症和尿毒症

肾小球病变可使肾小球滤过率下降,大量肾单位损伤,代谢产物无法及时排出;水、电解质平衡和酸碱平衡失调,导致血尿素氮(blood urea nitrogen,BUN)和血浆肌酐水平增高,形成氮质血症(azotemia)。尿毒症(uremia)发生于急性和慢性肾功能衰竭晚期,除氮质血症的临床表现外,还有一系列自体中毒的症状和体征,如胃肠道、神经、肌肉和心血管等系统的病理变化(尿毒症性胃肠炎、周围神经病变、纤维素性心外膜炎等)。急性肾功能衰竭表现为少尿、无尿及氮质血症,慢性肾功能衰竭时持续出现尿毒症的症状和体征。

四、类型与病理特点

常见的原发性肾小球疾病的类型与病理特点如下所示。

(一)急性弥漫性增生性肾小球肾炎

急性弥漫性增生性肾小球肾炎(acute diffuse proliferative glomerulonephritis),又称毛细血管内增生性肾小球肾炎(endocapillary proliferative glomerulonephritis),简称急性肾炎,是一种以毛细血管内皮细胞和系膜细胞共同增生为特点的弥漫增生性肾小球疾病,常伴中性粒细胞和单核细胞浸润。由于大部分病例与感染相关,急性弥漫性增生性肾小球肾炎又称感染后性肾小球肾炎(postinfectious glomerulonephritis)。根据感染病原体的类型,急性弥漫性增生性肾小球肾炎分为链球菌感染后性肾小球肾炎(poststreptococcal glomerulonephritis)和非链球菌感染性肾小球肾炎。前者较为常见,后者主要由肺炎球菌、葡萄球菌、脑膜炎双球菌等细菌和腮腺炎病毒、麻疹病毒、水痘病毒和肝炎病毒等病毒及支原体、寄生虫病(疟疾、弓形体病等)引起。

1. 病因和发病机制

本型肾炎主要由感染引起。A族乙型溶血性链球菌中的致肾炎菌株(1、2、3、4、12、18、25、33、49、57和61型)是最常见的病原体。肾炎通常发生于咽部或皮肤链球菌感染1～4周之后，间隔时间与抗体和免疫复合物形成所需的时间相符。大部分患者血清抗链球菌溶血素"O"和抗链球菌其他抗原的抗体滴度升高，提示近期链球菌感染史。患者血清补体水平降低，提示补体激活及消耗。患者肾小球内有免疫复合物沉积并介导肾小球损伤。

2. 病理变化

肉眼观，双侧肾脏轻到中度肿大，被膜紧张。肾脏表面充血，部分肾脏表面有散在粟粒大小出血点，故有大红肾或蚤咬肾之称，切面肾皮质增厚（图3-3）。光镜下，病变累及双肾的绝大多数肾小球。肾小球体积增大，内皮细胞和系膜细胞增生，内皮细胞肿胀，中性粒细胞和单核细胞浸润。毛细血管腔狭窄或闭塞，肾小球血流量减少。病变严重处血管壁发生纤维素样坏死，局部出血，可伴血栓形成。部分病例伴有壁层上皮细胞增生。近曲小管上皮细胞变性。肾小管管腔内可见蛋白管型、红细胞或白细胞管型及颗粒管型。肾间质充血、水肿，炎症细胞浸润。免疫荧光检查显示肾小球内有颗粒状IgG、IgM和C3沉积。电镜检查显示电子密度较高的驼峰状沉积物，多沉积于脏层上皮细胞和基膜之间，或内皮细胞下、基膜内及系膜区（图3-4）。

3. 临床病理联系

急性肾炎多见于儿童和青少年，发病前1周常有上呼吸道感染病史，临床上主要表现为急性肾炎综合征，如发热、少尿、血尿和眼睑水肿等症状。血尿常见，多数患者为镜下血尿。尿中可出现各种管型，可有轻度蛋白尿，常有水肿和轻到中度高血压。血浆肾素水平一般正常。成人患者症状不典型，可表现为高血压和水肿，常伴有血尿素氮升高。

儿童患者预后好，多数患儿肾脏病变逐渐消退，症状缓解或消失。小于1%的患儿转变为急进性肾小球肾炎。少数患儿病情缓慢进展，转为慢性肾炎。成人患者预后较差。

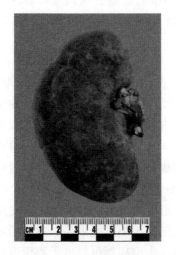

图3-3 弥漫性毛细血管内增生性肾小球肾炎（大体），显示肾脏体积增大，包膜紧张，颜色暗红，故称"大红肾"

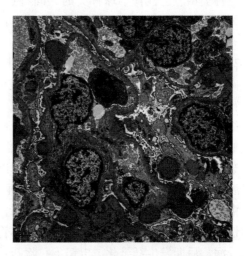

图3-4 电镜显示驼峰状电子致密物沉积

（图片由广州金域医学检验提供）

（二）快速进行性肾小球肾炎

快速进行性肾小球肾炎（rapidly progressive glomerulonephritis，RPGN），又称急进性肾小球肾炎。本组肾炎特征性的形态学变化是肾小球壁层上皮细胞增生形成新月体（crescent），故又称新月体性肾小球肾炎（crescentic glomerulonephritis，CrGN）。

1. 病因和发病机制

根据病因不同，可分为原发性和继发性两大类。大部分RPGN是由免疫因素引起的。根据免疫学和病理学检查结果，RPGN分为Ⅰ型、Ⅱ型和Ⅲ型三种类型。

Ⅰ型RPGN，又称抗GBM性肾小球肾炎，是由抗肾小球基膜抗体引起的肾炎，占21%，多见于青壮年和儿童，以免疫荧光检查显示IgG并常伴C3沿GMB呈线性沉积为特征。部分患者的抗GBM抗体与肺泡基膜发生交叉反应，引起肺出血，并伴有血尿、蛋白尿和高血压等肾炎症状，常发展为肾功能衰竭，称为肺出血肾炎综合征（Goodpasture syndrome）。

Ⅱ型RPGN，又称免疫复合物性新月体性肾小球肾炎，占47%，多见于青壮年和儿童。本型由链球菌感染后性肾炎、系统性红斑狼疮、IgA肾病和过敏性紫癜等不同原因引起的免疫复合物性肾炎发展而来。免疫荧光和电镜检查均可见免疫复合物，前者呈颗粒状荧光，后者显示电子致密沉积物。

Ⅲ型RPGN，又称寡免疫复合物性新月体性肾小球肾炎，占32%，多见于45岁以上成年人。免疫荧光和电镜检查均显示病变肾小球内无抗GBM抗体或抗原-抗体复合物沉积。大部分患者血清中可检测到抗中性粒细胞胞质抗体（antineutrophil cytoplasmic antibody，ANCA）。ANCA是诊断本病的血清学标记物。本型肾小球肾炎可以是Wegener肉芽肿病或显微型多动脉炎等系统性血管炎的一个组成部分。

三种类型急进性肾小球肾炎的共同特点是肾小球毛细血管壁严重被破坏，新月体形成。约50%急进性肾小球肾炎为原发性疾病，原因不明，其余50%则与已知的肾及肾外疾病有关。

2. 病理变化

肉眼观，双肾体积增大，颜色苍白，表面可有点状出血，切面肾皮质增厚。光镜下，多数肾小球（大于50%）内有新月体形成。新月体主要由增生的壁层上皮细胞和渗出的单核细胞构成，其间有较多纤维素，可有中性粒细胞和淋巴细胞浸润。这些成分附着于肾小囊壁层，在毛细血管球外侧形成新月形或环状结构（图3-5）。肾小囊内渗出的纤维素是刺激新月体形成的重要原因。早期新月体以细胞成分为主，称为细胞性新月体；随着病程发展，新月体中胶原纤维增多，称为纤维-细胞性新月体，并最终发展为纤维性新月体。由于新月体形成，肾小囊腔变窄或闭塞，并压迫毛细血管丛。肾小管上皮细胞出现空泡变性和颗粒状变性或玻璃样变。部分肾小管上皮细胞萎缩甚至消失。肾间质水肿，炎症细胞浸润，后期发生纤维化。电镜下，除新月体外，Ⅰ型病例可见电子致密沉积物；几乎所有病例均可见GBM缺损和断裂。免疫荧光检查，Ⅰ型RPGN表现为线性荧光，Ⅱ型RPGN为颗粒状荧光，Ⅲ型RPGN免疫荧光检查结果为阴性。

3. 临床病理联系

临床表现为快速进行性肾炎综合征。若治疗不及时，患者常在数周或数月内死于急性肾功能衰竭。Goodpasture 综合征患者可反复发作咯血，严重者可导致死亡。检测血清中抗 GBM 抗体和 ANCA 等有助于部分类型急进性肾小球肾炎的诊断。本病预后较差。

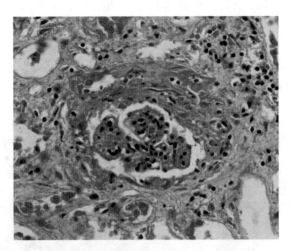

图 3-5　新月体性肾小球肾炎（光镜下），显示肾小球壁层上皮细胞增生，形成新月体样结构

（图片来自数字人云平台）

（三）膜性肾小球病

膜性肾小球病（membranous glomerulopathy），又称膜性肾病（membranous nephropathy），病变特征是肾小球基膜弥漫性增厚，肾小球基膜上皮细胞侧出现含免疫球蛋白的电子致密沉积物。约85%的膜性肾小球病为原发性，其余病例为系统性疾病的组成部分，属于继发性膜性肾小球病。

1. 病因和发病机制

膜性肾小球病为慢性免疫复合物介导的疾病。原发性膜性肾小球病被认为是与 Heymann 肾炎相似、与易感基因有关的自身免疫病。人膜性肾小球病和大鼠 Heymann 肾炎的易感性均与 MHC 位点有关，有关位点与抗肾组织自身抗体的产生有关。自身抗体与肾小球上皮细胞膜抗原反应，在上皮细胞与基膜之间形成免疫复合物。病变部位通常无中性粒细胞、单核细胞浸润和血小板沉积，有补体出现。研究显示，病变与膜攻击复合物有关，该复合物由补体 C5b～C9 组成。C5b～C9 可激活肾小球上皮细胞和系膜细胞，使之释放蛋白酶和氧化剂，引起毛细血管壁损伤和蛋白漏出。

2. 病理变化

肉眼观，双肾肿大，颜色苍白，有"大白肾"之称（图3-6）。光镜下，早期仅见肾小球系膜细胞轻微增生，后期系膜基质增多，肾小球球性硬化。典型形态学改变为肾小球毛细血管壁弥漫性增厚。由于大量蛋白尿，肾小球上皮细胞可出现空泡和（或）颗粒变性。肾间质和小动脉无明显改变。电镜下可见，上皮细胞肿胀，足突消失，基膜与上皮之间有大量电子致密沉积物。沉积物之间基膜样物质增多，形成钉状突起（图3-7）。六胺银染色将基膜染成黑色，可显示增厚的基膜及与之垂直的钉突形如梳齿。钉突向沉积物表面延伸并将其覆盖，使基膜明显增厚。其中的电子致密沉积物逐渐被溶解吸收，形成虫蚀状空隙。免疫荧光检查显示免疫球蛋白和补体沉积，表现为典型的颗粒状荧光。基膜增厚使毛细血管管腔缩小，最终导致肾小球硬化。近曲小管上皮细胞内常含有吸收的蛋白小滴，间质有炎症细胞浸润。

3. 临床病理联系

膜性肾小球病多见于成人，是导致成人肾病综合征最常见的原因。部分患者伴有血尿或轻度高血压。肾活检时，若镜下见肾小球硬化，则提示预后不佳。

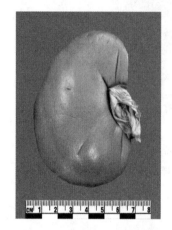

图3-6 膜性肾病（大体），显示肾脏体积增大，包膜紧张，颜色苍白，故称"大白肾"

（图片来自数字人云平台）

图3-7 膜性肾病，六胺银染色显示基底膜增厚、钉突形成

（图片由广州金域医学检验提供）

（四）膜增生性肾小球肾炎

膜增生性肾小球肾炎（membranoproliferative glomerulonephritis，MPGN），又称系膜毛细血管性肾小球肾炎（mesangiocapillary glomerulonephritis），其典型的病变特征是肾小球系膜细胞增生和系膜基质增多，并向毛细血管壁插入，导致毛细血管基底膜增厚。

1. 病因和发病机制

膜增生性肾小球肾炎可以是原发性或继发性病变。根据超微结构特征和电子致密物的分布特征，MPGN分为Ⅰ型和Ⅱ型两种主要类型。Ⅰ型MPGN是由循环免疫复合物沉积引起，并伴有补体激活。Ⅱ型MPGN常出现补体替代途径异常激活，血清C3水平明显降低，C1和C4等补体早期激活成分水平正常或仅轻度降低。该型高密度电子致密物主要出现在基底膜内，故又称电子致密物沉积病（dense deposit disease，DDD）。此外，还有一型MPGN，显示电子致密物沉积于内皮下或上皮下，称为Ⅲ型MPGN。Ⅰ型和Ⅲ型MPGN是由免疫复合物介导的原发性或继发性病变，而Ⅱ型MPGN是一类特殊的临床病理类型，其特征性表现为肾小球基膜改变，与免疫复合物无关。

2. 病理变化

肉眼观，早期双肾肿胀，晚期肾脏体积缩小，甚至形成颗粒性固缩肾。光镜下，几种

类型 MPGN 的病变相似。肾小球体积增大，肾小球系膜细胞和内皮细胞数量增多，可有白细胞浸润。部分病例有新月体形成。肾小球系膜细胞增生和系膜基质增多，后者沿毛细血管内皮细胞下向毛细血管基底膜广泛插入，导致毛细血管基膜弥漫增厚，血管球小叶分隔增宽，呈分叶状。由于插入的系膜基质与基底膜染色特点相似，故六胺银染色和 PASM 染色时基膜呈双线或双轨状（图 3-8）。

Ⅰ型 MPGN 约占原发性膜增生性肾小球肾炎的 2/3。电镜显示，电子致密物主要位于内皮下。免疫荧光显示 C3 颗粒状沉积，并可出现 IgG 及 C1q 和 C4 等早期补体成分。Ⅱ型 MPGN 较少见。超微结构特点是大量块状电子密度极高的沉积物在基膜致密层呈带状沉积。免疫荧光检查显示 C3 沉积，通常无 IgG、C1q 和 C4 沉积。

3. 临床病理联系

本病多见于青壮年，50%～60% 患者表现为肾病综合征，常伴有镜下血尿，15%～20% 患者表现为急性肾炎综合征，其余表现为隐匿性肾炎和慢性肾炎综合征。本病常为慢性进展性，预后较差。

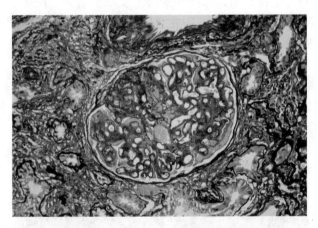

图 3-8 膜增生性肾小球肾炎，六胺银染色示双轨征
（图片由广州金域医学检验提供）

（五）系膜增生性肾小球肾炎

系膜增生性肾小球肾炎（mesangial proliferative glomerulonephritis）的病变特点是系膜细胞增生和系膜基质增多。本病在我国和亚太地区常见，欧美国家较少见。

1. 病因和发病机制

系膜增生性肾小球肾炎的病因和发病机制尚未明确，可能存在多种发病机制。

2. 病理变化

病理变化大体无特异性改变。光镜下主要改变为系膜细胞和系膜基质不同程度增生。电镜下可见系膜区电子致密物沉积。免疫荧光检查，系膜区可见免疫荧光团块状沉积，我国最常见 IgG 及 C3 沉积，其他国家则多为 IgM 和 C3 沉积（又称 IgM 肾病）。

3. 临床病理联系

发病年龄无明显特点。临床表现多样，如肾病综合征、无症状蛋白尿和（或）血尿。

(六) 局灶性节段性肾小球硬化

局灶性节段性肾小球硬化（focal segmental glomerulosclerosis，FSGS），又称局灶性硬化（focal sclerosis），是一种以蛋白尿、进行性肾功能不全和局灶性、节段性肾小球硬化为特征的临床病理综合征。

1. 病因和发病机制

根据病因和发病机制，分为原发性、遗传性和继发性 FSGS。原发性 FSGS 的发病机制不清，可能与循环性细胞因子或淋巴因子的作用有关。这些因子可损伤足细胞，继而引起肾小球节段性瘢痕形成，最终导致肾小球硬化。遗传性 FSGS 具有家族遗传特点。继发性 FSGS 是多种肾小球疾病的一个发展阶段。

2. 病理变化

肉眼观，早期肾脏病变不明显，晚期肾脏体积缩小，质硬韧，表面颗粒状，切面皮髓质分界不清。光镜下可见，玻璃样变和硬化病变呈局灶性，早期仅累及皮髓质交界处肾小球，后逐渐累及皮质全层。病变肾小球部分毛细血管袢内系膜基质增多，基膜塌陷，严重者管腔闭塞（图3-9）。电镜显示，弥漫性脏层上皮细胞足突广泛融合，部分上皮细胞从肾小球基膜剥脱。免疫荧光检查显示，病变部位有 IgM 和 C3 沉积。随着疾病进展，受累肾小球增多。肾小球内系膜基质增多，最终整个肾小球硬化，并伴有肾小管萎缩和间质纤维化。

3. 临床病理联系

FSGS 发病无明显年龄和性别差别，但存在明显地域和种族差别。临床主要表现为大量蛋白尿或肾病综合征，蛋白尿多为非选择性，对激素治疗不敏感。

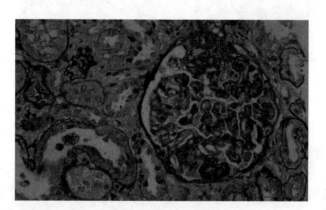

图3-9 局灶性节段性肾小球硬化，PAS 染色显示肾小球部分毛细血管袢玻变硬化

（图片由广州金域医学检验提供）

(七) 微小病变性肾小球病

微小病变性肾小球病（minimal change glomerulopathy），又称微小病变性肾小球肾炎（minimal change glomerulonephritis）或微小病变性肾病（minimal change nephrosis），病变特点是弥漫性肾小球脏层上皮细胞足突消失，光镜下可见肾小球基本正常，肾小管上皮细

胞内有脂质沉积，故又称脂性肾病（lipoid nephrosis）。肾小球内无免疫复合物沉积，但很多证据表明本病与免疫机制有关。

1. 病理变化

肉眼观，肾脏肿胀，颜色苍白，切面肾皮质因肾小管上皮细胞内脂质沉积而出现黄白色条纹。光镜下可见，肾小球结构基本正常，近曲小管上皮细胞内出现大量脂滴和蛋白小滴。免疫荧光检查显示无免疫球蛋白或补体沉积。电镜观察肾小球基膜正常，无电子致密物，主要改变是弥漫性脏层上皮细胞足突融合（图3-10），胞体肿胀，胞质内常有空泡形成，细胞表面微绒毛增多。

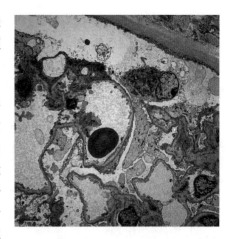

图3-10 微小病变性肾小球病（电镜），显示足细胞足突融合消失，无电子致密物沉积

（图片由广州金域医学检验提供）

2. 临床病理联系

本病多见于儿童和青少年，是儿童肾病综合征最常见的原因，占70%～90%。本病可发生于呼吸道感染或免疫接种之后。本病对激素治疗敏感，90%以上的儿童患者有明显疗效，部分患者病情复发，有的甚至出现激素依赖或抵抗现象，但远期预后较好，患儿至青春期病情常可缓解。

（八）IgA 肾病

IgA 肾病（IgA nephropathy）是一个免疫病理诊断，其特点是免疫荧光显示 IgA 伴或不伴补体 C3 在肾小球系膜区沉积。本病可能是在全球范围内最常见的肾炎类型，是我国最常见的肾小球病。本病由 Berger 于1968年最先描述，故又称 Berger 病（Berger's disease）。

1. 病因和发病机制

IgA 肾病可为原发、独立的疾病或继发性病变。过敏性紫癜以及肝脏和肠道疾病均可引起继发性 IgA 肾病。IgA 分为 IgA_1 和 IgA_2 两种亚型。仅 IgA_1 可致肾小球免疫复合物沉积。IgA 肾病的发生与某些 HLA 表型有关，提示遗传因素在疾病发生中具有重要作用。现有资料表明，IgA 肾病与先天性或获得性免疫调节异常有关。由于病毒、细菌和食物蛋白等对呼吸道、消化道的刺激作用，黏膜 IgA 合成增多，IgA 或含 IgA 的免疫复合物沉积于肾小球系膜区，激活补体替代途径，引起肾小球损伤。

2. 病理变化

由于 IgA 肾病的组织病理学改变多种多样，相对应的大体表现亦各不相同，无明显异常、蚤咬肾、大白肾及颗粒性固缩肾等均可见。光镜下的病理改变非常广泛，从轻微病变到新月体性肾炎（轻微病变型、毛细血管内增生型、FSGS 型、膜增生型、新月体型、增生硬化型、合并膜性肾病、合并 MCD 等）都有可能出现。其中，最常见的是系膜增生性病变，也可以为局灶性节段性增生或硬化，少数病例可有较多新月体形成。免疫荧光的特征是系膜区有 IgA 的沉积，常伴有 C3 和备解素，也可出现少量 IgG 和 IgM，通常无补体早期成分。电镜检查显示系膜区有电子致密沉积物沉积。

3. 临床病理联系

IgA 肾病有明显地域性分布特点，亚洲为高发区，占肾活检病例的 30%～40%；其次为欧洲，占 20%；北美最少见，仅占 10%。该病可发生于不同年龄人群，16～35 岁成人最常见，10 岁以下儿童少见。患者男性多于女性。患者发病前常有上呼吸道感染史，少数患者发生于胃肠道或尿路感染后。临床可表现为急性肾炎综合征或反复发作的镜下或肉眼血尿。本病预后差异较大，大部分患者肾功能可长期维持正常，约 40% 患者可进展为终末期肾病。年龄大、大量蛋白尿、高血压、肾活检时发现血管硬化或新月体形成者预后较差。

（九）慢性肾小球肾炎

慢性肾小球肾炎（chronic glomerulonephritis）是不同类型肾小球疾病发展的终末阶段，病因、发病机制和病理变化具有原肾小球疾病类型的特点。

1. 病理变化

肉眼观，双肾体积缩小，表面呈弥漫细颗粒状，故又称继发性颗粒性固缩肾（图 3-11）；切面皮质变薄，皮髓质界限不清；肾盂周围脂肪增多。光镜下，大部分肾小球发生玻璃样变和硬化（图 3-12），故又称慢性硬化性肾小球肾炎（chronic sclerosing glomerulonephritis）；肾小管萎缩或消失，间质纤维化，伴淋巴细胞及浆细胞浸润；部分肾单位呈代偿性改变，肾小球体积增大，肾小管扩张，管腔内可见各种管型。

2. 临床表现

部分患者有肾小球肾炎病史；部分患者起病隐匿，早期可有食欲差、贫血、呕吐、乏力和疲倦等症状；部分患者表现为蛋白尿、高血压和氮质血症，或水肿。该病晚期主要表现为慢性肾炎综合征。

慢性肾小球肾炎预后差。如不能及时进行血液透析或肾移植，患者最终多因尿毒症、高血压引起的心力衰竭或脑出血死亡。

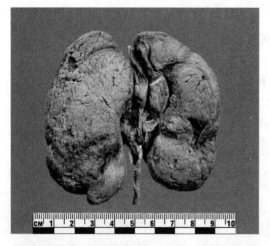

图 3-11 慢性肾小球肾炎（大体），显示双肾体积缩小，表面呈细颗粒状

（图片来自数字人云平台）

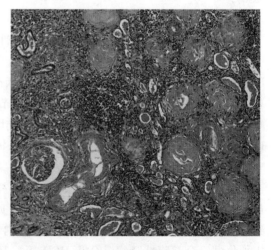

图 3-12 慢性肾小球肾炎，显示肾小球玻变硬化，肾小管萎缩，管腔内见蛋白管型，肾间质纤维化，炎症细胞浸润

（图片来自数字人云平台）

肾小球疾病的病理诊断和鉴别诊断必须结合病史、临床表现、实验室检查和肾穿刺活检进行全面分析。表3-2总结了常见原发性肾小球疾病的临床病理特点。

表3-2 原发性肾小球疾病的临床病理特点

类型	肉眼观	光镜观察	电镜观察	免疫荧光	临床表现
急性弥漫性增生性肾小球肾炎	双肾肿大，表面光滑充血（大红肾/蚤咬肾）	肾小球体积增大，细胞数量增多（内皮细胞、系膜细胞、中性粒细胞、单核细胞）	上皮下驼峰状电子致密物沉积	GMB和系膜区IgG和C3沿毛细血管壁呈颗粒状荧光	急性肾炎综合征
快速进行性肾小球肾炎	双肾肿大，颜色苍白，点状出血	新月体形成	电子致密物沉积（Ⅰ型），GMB缺损、断裂	IgG和C3呈线性、颗粒状或无荧光	急进性肾炎综合征
膜性肾小球病	双肾肿大、颜色苍白（大白肾）	肾小球毛细血管壁弥漫性增厚，肾小管上皮细胞内蛋白小滴	足突消失，上皮下电子致密物沉积间基膜钉突、虫蚀状空隙	GMB IgG和C3颗粒状荧光	肾病综合征
微小病变性肾小球病	双肾肿大，颜色苍白，切面黄白色条纹（脂性肾病）	肾小球无明显病变，肾小管上皮细胞脂质沉积	足突融合，无电子致密物沉积	无免疫复合物和补体沉积	肾病综合征
系膜增生性肾小球肾炎	无特异性改变	系膜细胞增生，系膜基质增多	系膜区电子致密物沉积	系膜区IgG+C3沉积或IgM+C3沉积（IgM肾病）	肾病综合征、无症状蛋白尿和（或）血尿
局灶性节段性肾小球硬化	呈颗粒性固缩肾改变	肾小球局灶性玻璃样变和硬化	足突消失，上皮细胞剥脱	局灶性，IgM和C3沉积	大量蛋白尿或肾病综合征
IgA肾病	表现各异，蚤咬肾、大白肾及颗粒性固缩肾等	局灶性节段性增生或弥漫性系膜增宽	系膜区电子致密物沉积	系膜区IgA+C3沉积，可有IgG和IgM	急性肾炎综合征或反复发作的镜下或肉眼血尿

续表 3-2

类型	肉眼观	光镜	电镜	免疫荧光	临床表现
膜增生性肾小球肾炎	双肾体积增大	系膜细胞增生，系膜基质增多，插入，基膜增厚，双轨征	Ⅰ型：内皮下沉积物；Ⅱ型：基膜致密沉积物	Ⅰ型：C3沉积，可出现IgG，C1q和C4；Ⅱ型：C3沉积，无IgG、C1q或C4沉积	临床表现多样，肾病综合征、急性或慢性肾炎综合征等
慢性肾小球肾炎	继发性颗粒性固缩肾	肾小球玻变纤维化，肾小管萎缩、消失，间质纤维组织增生，炎症细胞浸润	取决于肾炎起始类型	取决于肾炎起始类型	慢性肾炎综合征

（王明华、翁启芳）

第二节 肾小管间质性肾炎

肾小管间质性肾炎（tubulointerstitial nephritis），是一组累及肾小管和肾间质的炎症性疾病，分为急性和慢性两类。

本节主要讨论肾盂肾炎以及药物和中毒引起的肾小管间质性肾炎。

一、肾盂肾炎

肾盂肾炎（pyelonephritis）分为急性和慢性两类，属于肾盂、肾间质和肾小管的炎症性疾病，是肾脏最常见的疾病之一。临床上，肾盂肾炎有三个发病高峰年龄，分别是婴幼儿、育龄期妇女和60岁以上的老年人。急性肾盂肾炎通常由细菌感染所致，大多数与尿路感染有关。细菌感染也是慢性肾盂肾炎的重要病因。此外，膀胱输尿管反流（vesicoureteral reflux）和尿路阻塞等因素与慢性肾盂肾炎发生密切相关。

1. 病因和发病机制

尿路感染主要由大肠杆菌等革兰氏阴性杆菌引起，其他细菌和真菌也可致病。大部分尿路感染的病原体是肠道菌属，属内源性感染。细菌可通过下列两条途径累及肾脏。

（1）下行性感染（hematogenous or descending infection）。发生败血症或感染性心内膜炎时，细菌随血液到达肾脏，在肾小球或肾小管周围的毛细血管内停滞而导致炎症。病变多累及双侧肾脏。常见的致病菌为金黄色葡萄球菌和真菌。临床多见于免疫功能低下的患者。

（2）上行性感染（ascending infection）。发生尿道炎和膀胱炎等下尿路感染（lower urinary tract infection）时，细菌可沿输尿管或输尿管周围淋巴管上行至肾盂、肾盏和肾间质。致病菌主要为革兰氏阴性杆菌，尤其是大肠杆菌，其次为克雷白杆菌和肠杆菌等。病变可为单侧性或双侧性。

2. 上行性感染是引起肾盂肾炎的主要途径

上行性感染始于细菌在尿道末端或女性阴道口黏膜附着和生长。女性尿道感染远较男性多见，主要原因如下所示：①女性尿道短，尿道括约肌作用弱，细菌容易侵入；②女性激素水平的变化有利于细菌黏于尿道黏膜，性交时黏膜容易受伤等。导尿、膀胱镜检查和逆行肾盂造影等操作有利于细菌从尿道进入膀胱，引起膀胱炎（cystitis），其中留置导尿管引起感染的可能性更大。肾内反流（intrarenal reflux）是引起肾盂肾炎的另一因素，尿液通过肾乳头孔进入肾实质。

（一）急性肾盂肾炎

急性肾盂肾炎（acute pyelonephritis），是肾盂、肾间质和肾小管的化脓性炎症，主要由细菌感染引起，偶可由真菌或病毒等引起。

1. 病理变化

上行性感染引起的炎症分为单侧性或双侧性，而下行性感染引起的炎症多为双侧性。肉眼观，肾脏体积增大，表面充血，可见散在稍隆起的黄白色小脓肿，周围见暗红色充血带。病灶可弥漫分布或局限于某一区域，或多个病灶相互融合，形成大脓肿。切面肾髓质内可见黄色条纹并向皮质延伸，肾盂黏膜充血水肿，表面有脓性渗出物。严重时，肾盂内有脓液聚集。光镜下，急性肾盂肾炎的特征性病理学变化为灶性间质性化脓性炎症或脓肿形成。肾小管管腔内中性粒细胞聚集和肾小管坏死。上行性感染引起的病变首先累及肾盂，局部黏膜充血水肿并有大量中性粒细胞浸润。早期，中性粒细胞局限于肾间质，随后累及肾小管，肾小管结构破坏及脓肿形成。肾小管是炎症扩散的自然通道，管腔内可出现中性粒细胞管型。下行性感染引起的肾盂肾炎常先累及肾皮质，病变发生于肾小球及其周围的间质，然后逐渐扩散，破坏邻近组织，并向肾盂蔓延。

急性期后，病变区中性粒细胞减少，巨噬细胞、淋巴细胞及浆细胞增多，纤维组织增生伴胶原增多，逐渐形成瘢痕。上行性感染引起的病变多伴有肾盂和肾盏变形。常见并发症有下列三种。

（1）肾乳头坏死（renal papillary necrosis）。肾乳头因缺血和化脓性炎症而坏死。病变累及单个或所有肾乳头。光镜下，肾乳头凝固性坏死，正常组织和坏死组织交界处中性粒细胞浸润。

（2）肾盂积脓（pyonephrosis）。严重尿路阻塞，特别是高位尿路阻塞时，脓性渗出物排出受阻，潴留于肾盂和肾盏内，形成肾盂积脓。

（3）肾周脓肿（perinephric abscess）。病变严重时，肾内化脓性炎症可穿破肾被膜，在肾周组织形成脓肿。

2. 临床病理联系

起病急，患者表现为发热、寒战和白细胞增多等症状，常伴腰部酸痛和肾区叩痛及尿频、尿急和尿痛等膀胱和尿道刺激症状。尿常规显示脓尿、蛋白尿、管型尿和菌尿，可出现血尿。白细胞管型对疾病诊断意义较大。急性肾盂肾炎病变呈灶状分布，肾小球通常较少受累，一般不出现高血压、氮质血症和肾功能障碍。大多数患者经抗生素治疗后症状于数天内消失，但尿中细菌可持续存在，病情反复发作。

（二）慢性肾盂肾炎

慢性肾盂肾炎（chronic pyelonephritis）是指肾小管和间质的慢性非特异性炎症。病变特点是慢性间质性炎症、纤维化和瘢痕形成，常伴有肾盂和肾盏纤维化及变形。上皮-间质转化参与了纤维化和瘢痕的形成。慢性肾盂肾炎是慢性肾功能衰竭的常见原因之一。

1. 病因和发病机制

慢性肾盂肾炎根据发生机制可分为两种类型。

（1）反流性肾病（reflux nephropathy）。反流性肾病，又称慢性反流性肾盂肾炎（chronic reflux-associated pyelonephritis），是一种常见的类型。先天性膀胱输尿管反流或肾内反流的患者常反复发生感染，病变可为单侧或双侧，多于儿童期发病。

（2）慢性阻塞性肾盂肾炎（chronic obstructive pyelonephritis）。因尿路阻塞致尿液潴留，感染反复发作，肾脏可有大量瘢痕形成。肾脏病变可因阻塞部位不同而呈单侧或双侧性。

2. 病理变化

肉眼观，慢性肾盂肾炎特征性的变化是单侧或双侧肾脏体积缩小，伴不规则瘢痕形成（图3-13）。若病变为双侧性，则双侧肾脏改变不对称。切面皮髓质界限不清，肾乳头萎缩。肾盏和肾盂因瘢痕收缩而变形，肾盂黏膜粗糙。肾脏瘢痕数量多少不等，大小不一，分布不均，多见于肾上、下极。光镜下，早期肾小球很少受累，肾小囊周围可发生纤维化；晚期部分肾小球发生玻璃样变和纤维化，部分肾小球代偿性增生。部分区域肾小管萎缩，部分区域肾小管扩张。扩张的肾小管内可出现均质红染的胶样管型，似甲状腺滤泡。肾盂和肾盏黏膜及黏膜下组织可见慢性炎症细胞浸润及纤维化。肾内细动脉和小动脉可发生玻璃样变和硬化。肾间质灶性淋巴细胞、浆细胞浸润和纤维化。慢性肾盂肾炎急性发作时，间质可见大量中性粒细胞浸润，伴小脓肿形成。

3. 临床病理联系

慢性肾盂肾炎常起病缓慢，也可表现为反复发作的急性肾盂肾炎，伴发热、腰背部疼痛，脓尿和菌尿。晚期肾小管尿浓缩功能下降，可出现多尿和夜尿。钠、钾和重碳酸盐丢失可引起低钠、低钾及代谢性酸中毒。肾组织纤维化和小血管硬化导致肾脏缺血，肾素分泌增加，血压升高。晚期肾组织破坏严重，功能下降，出现氮质血症和尿毒症。静脉肾盂造影显示双侧肾脏不对称性缩小，伴不规则瘢痕和肾盂、肾盏变形。病变严重者可因尿毒症或高血压引起的心力衰竭而危及生命。

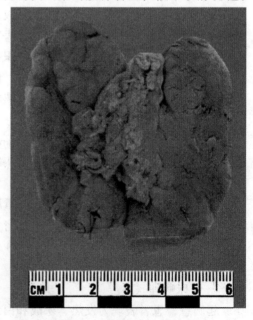

图3-13 慢性肾盂肾炎（大体），显示肾脏体积缩小，表面呈不规则瘢痕样改变

二、药物和中毒引起的肾小管间质性肾炎

临床上，抗生素和镇痛药的广泛应用使药物成为引起肾脏损伤的主要原因之一。药物和中毒可诱发间质的免疫反应，引起急性过敏性间质性肾炎（acute hypersensitivity interstitial nephritis），或肾小管慢性损伤，最终导致慢性肾功能衰竭。

（一）急性药物性间质性肾炎

急性药物性间质性肾炎（acute drug-induced interstitial nephritis），可由抗生素、利尿剂、非甾体类抗炎药（NSAIDs）及其他药物引起。

患者常在用药后 2～40 天（平均 15 天）出现发热、一过性嗜酸性粒细胞升高等症状。约 25% 患者出现皮疹。肾脏病变引起血尿、轻度蛋白尿和脓尿。约 50% 患者血清肌酐升高，也可出现少尿等急性肾衰竭的症状。

光镜下，肾间质重度水肿，淋巴细胞、巨噬细胞、大量嗜酸性粒细胞和中性粒细胞浸润，可有少量浆细胞和嗜碱性粒细胞。新型青霉素Ⅰ（methicillin）和噻嗪类利尿药（thiazides）等药物可引起含有巨细胞的间质肉芽肿。肾小管可有不同程度的变性和坏死。肾小球通常不受累，但 NSAIDs 所致的间质性肾炎可伴有微小病变性肾小球病和肾病综合征。

急性药物性间质性肾炎主要由免疫机制引起。药物作为半抗原与肾小管上皮细胞胞质或细胞外成分结合，产生抗原性，刺激 IgE 合成和（或）细胞介导的免疫反应，导致肾小管上皮细胞和基膜的免疫损伤及炎症反应。

（二）镇痛药性肾炎

镇痛药性肾炎（analgesic nephritis），又称镇痛药性肾病（analgesic nephropathy），是混合服用镇痛药引起的慢性肾脏疾病，其病变特点是慢性肾小管间质性炎症，伴肾乳头坏死。

患者常有慢性疼痛史和长达数年至数十年的止痛剂服用史。阿司匹林和非那西汀合剂可引起肾乳头坏死和肾小管间质性炎症。非那西汀代谢产物通过共价结合和氧化作用损伤细胞。阿司匹林通过抑制前列腺素的血管扩张作用使肾乳头缺血，加重细胞损伤。肾乳头损伤是药物毒性和缺血共同作用的结果。

肉眼观，双肾体积正常或轻度缩小，肾皮质厚薄不一，坏死乳头表面皮质下陷。肾乳头呈不同程度坏死、钙化和脱落。光镜下，早期可见肾乳头出现灶状坏死，严重时整个肾乳头坏死，局部结构被破坏，仅见残存的肾小管轮廓，可有灶状钙化。部分肾乳头从肾脏剥脱。皮质肾小管萎缩，间质纤维化伴淋巴细胞和巨噬细胞浸润。

临床病理联系是患者表现为慢性肾功能衰竭、高血压和贫血。贫血可能与镇痛药代谢产物损伤红细胞有关。实验室检查显示，尿浓缩功能下降。肾乳头坏死可引起肉眼血尿和肾绞痛。磁共振和 CT 检查可显示肾乳头坏死及钙化。停用相关镇痛药可使病情稳定，肾功能有所恢复。

（三）马兜铃酸肾病

马兜铃酸肾病（aristolochic acid nephropathy，AAN）是一种慢性间质性肾脏疾病，病变与摄取含马兜铃酸的中草药密切相关。自 1964 年以来，我国陆续有学者报道，患者大量服用中药木通后发生急性肾衰竭，并将此疾病称为"中草药肾病"（Chinese herbs nephropathy)。此后,其他国家也有类似报道。1999 年后,我国学者提出马兜铃酸可能是引起所谓的"中草药肾病"的主要毒性物质,并将其命名为马兜铃酸肾病。马兜铃属植物广泛分布于热带和亚热带地区,我国有 40 余种。

急性马兜铃酸肾病表现为急性肾功能衰竭。特征性病理变化是急性肾小管坏死,也可表现为肾小管功能障碍、酸中毒等。绝大多数病例表现为慢性马兜铃酸肾病。多数病例起病隐匿,少数病例进展迅速,出现尿异常后 1 年内发生尿毒症。

(王明华、翁启芳)

第三节 肾和膀胱常见肿瘤

一、肾细胞癌

肾细胞癌(renal cell carcinoma,RCC),又称肾癌或肾腺癌(adenocarcinoma of the kidney),是肾小管和集合管细胞发生的恶性肿瘤,多发生于成年人(平均 55~60 岁),男女患病比例为 2:1,是肾脏最常见的恶性肿瘤,占成人恶性肿瘤的 3%。

病因和发病机制。流行病学调查显示,吸烟是肾细胞癌最重要的危险因子。吸烟者肾癌发生率是非吸烟者的 2 倍。其他危险因素包括肥胖(尤其是女性)、高血压、接触石棉、石油产品和重金属等。

肾细胞癌分为散发性和遗传性两种类型。散发性占绝大多数,发病年龄大,多发生于一侧肾脏。家族性肾细胞癌为常染色体显性遗传,发病年龄小,肿瘤多为双侧、多灶性。遗传性肾细胞癌仅占 4%。

肉眼观,肾细胞癌多见于肾脏上、下两极(图 3-14),上极更常见。常表现为单个圆形肿物,最大径 3~15 cm。切面实性,金黄色,常伴出血、坏死、钙化和囊性变,使其呈红、黄、灰、白色等多种颜色交错的"多彩状",这是肾细胞癌的特征性大体改变。肿瘤通常界限清楚,可有假包膜形成。肿瘤可蔓延到肾盏、肾盂和输尿管,并常侵犯肾静脉,静脉内柱状瘤栓可延伸至下腔静脉,甚至右心。

肾细胞癌组织学分类包括肾透明细胞癌、乳头状肾细胞癌、嫌色性肾细胞癌和肾集合管癌等多种类型。其中,肾透明细胞癌(renal clear cell carcinoma,RCCC)最多见,占肾细胞癌的 70%~80%。光镜下,肾透明细胞癌肿瘤细胞体积较大,圆形或多边形,胞质丰富,透明或粉染,呈实性腺泡状或巢状排列,由纤细复杂的分支状纤维血管分隔(图 3-15)。

分子遗传学改变。肾透明细胞癌最常见的细胞遗传学异常是 3 号染色体短臂末端缺失。位于 3 号染色体短臂 2 区 5 带和 6 带的 VHL 基因在肾细胞癌的发生中起重要作用。

临床病理联系。肾细胞癌早期症状不明显,发现时肿瘤体积通常较大。间歇无痛性血尿是其主要症状,早期可仅表现为镜下血尿。腰痛(41%)、血尿(59%)和腹部肿块(45%)是肾细胞癌具有诊断意义的三个典型症状。肿瘤可产生异位激素和激素样物质,患者可出现多种副肿瘤综合征,如红细胞增多症、高钙血症、Cushing's 综合征和高血压等。肾细胞癌易发生血道转移,最常转移到肺、骨和肝,也可发生肾上腺、皮肤和中枢神经系统等部位转移，淋巴结转移也较常见。约 1/3 病例确诊时伴有转移。5 年生存率约为 70%。

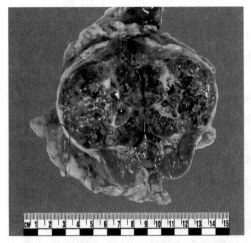

图 3-14 肾细胞癌（大体），显示肾脏中部巨大肿块，累及肾盂，肿块边界较清楚，切面呈灰、红、白黄色"多彩状"

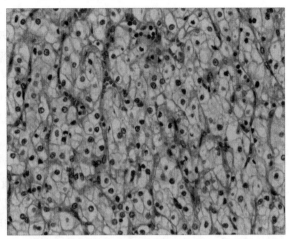

图 3-15 肾透明细胞癌（光镜下）

二、肾母细胞瘤

肾母细胞瘤（nephroblastoma）由 Max Wilms 医师于 1899 年首先描述，故又称 Wilms 瘤（Wilms tumor）。该肿瘤起源于后肾胚基组织，是儿童期肾脏最常见的恶性肿瘤，偶见于成人。多数为散发性，少数为家族性（1%～2.4%），以常染色体显性方式遗传，伴不完全外显性。部分患者伴有先天畸形，其发生可能与间叶胚基细胞向后肾组织分化障碍并持续增殖有关。

肾母细胞瘤多表现为腹腔单个实性肿块，少数病例为双侧和多灶性。肉眼观，肿瘤体积通常较大，边界清楚，可有假包膜形成。切面鱼肉状，质软，灰白或灰红色，可有灶状出血坏死或囊性变。光镜下，肿瘤具有肾脏不同发育阶段的组织学结构，主要包括三种基本成分，分别为未分化的胚芽组织、间胚叶性间叶组织和上皮组织。多数肾母细胞瘤包含不同比例的上述三种成分，部分以其中一种或两种成分为主。未分化的胚芽组织为小圆形原始细胞，胞质稀少或丰富，呈弥漫性、结节状、缎带状或基底细胞样排列。间叶组织一般由梭形纤维母细胞样细胞构成，可伴横纹肌、软骨、骨或脂肪等的分化。上皮组织成分的特征是形成胚胎性肾小管。

临床病理联系。肾母细胞瘤临床主要表现为腹部肿块。部分病例可出现血尿、腹痛、肠梗阻和高血压等症状。肿瘤可侵及肾周脂肪组织或肾静脉，可出现肺等器官转移。部分病例在就诊时已发生肺转移。

三、尿路与膀胱上皮肿瘤

最常见的尿路与膀胱上皮肿瘤是尿路上皮癌。尿路上皮癌可发生于肾盂、输尿管、膀胱和尿道，以膀胱最为常见。

膀胱尿路上皮癌，约占膀胱原发性肿瘤的90%，多发生于男性，男女患病之比约为3:1，大多数患者在50岁以上。发达国家发病率高于发展中国家，城市居民发病率高于农村居民。

病因和发病机制。膀胱尿路上皮癌的发生与吸烟、接触芳香胺类物质、埃及血吸虫感染、辐射及膀胱黏膜慢性刺激等有关。吸烟可明显增加膀胱癌发生的危险性，并与吸烟量呈正相关。

病理变化。肉眼观，膀胱尿路上皮癌好发于膀胱侧壁和膀胱三角区近输尿管开口处，单个或多灶性，大小不等，呈乳头状、息肉状或扁平斑块状（图3-16）。光镜下，肿瘤细胞可呈扁平、乳头状或内生性生长。根据肿瘤生长方式分为平坦型、内翻型和乳头状尿路上皮肿瘤。每一类肿瘤中，根据细胞层数、细胞极性和细胞异型性，分为非典型性尿路上皮、尿路上皮异型增生、尿路上皮原位癌；乳头状尿路上皮增生、低度恶性潜能的乳头状尿路上皮肿瘤、低级别乳头状尿路上皮癌、高级别乳头状尿路上皮癌和浸润性尿路上皮癌（图3-17）。

临床病理联系。最常见的症状是无痛性血尿。肿瘤乳头断裂、表面坏死和溃疡均可引起血尿。部分病例因肿瘤侵犯膀胱壁，刺激膀胱黏膜或并发感染，出现尿频、尿急和尿痛等膀胱刺激症状。肿瘤阻塞输尿管开口时可引起肾盂积水、肾盂肾炎或肾盂积脓。膀胱尿路上皮肿瘤术后易复发。

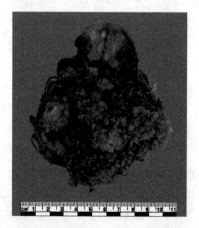

图3-16 膀胱尿路上皮癌（大体），显示膀胱腔内充满灰白色菜花状肿块

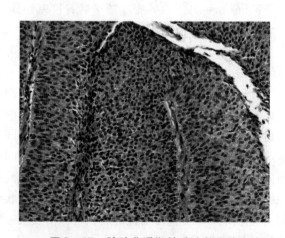

图3-17 膀胱非浸润性乳头状尿路上皮癌（光镜下）

（王明华、翁启芳）

> **讨论：**
> 同种异体肾移植是目前治疗终末期肾病（原发性或继发性肾小球病）的最有效治疗手段。请思考：移植肾有没有再次发生原发性肾小球肾炎的可能？为什么？

小结与思考

1. 肾小球肾炎种类繁多，其中，IgA 肾病是我国最常见的肾小球肾炎。举例说明抗原抗体复合物的沉积是如何导致肾小球肾炎的发生的。

2. 肾小球肾炎的临床表现复杂多样，几个临床综合征与肾小球肾炎类型并非一一对应。肾病综合征是比较常见的临床综合征之一，主要表现为"三多一少"。那么，成人肾病综合征与儿童肾病综合征是否相同？若不同，又如何区分两者的异同点？

3. 慢性肾小球肾炎是各类型肾小球肾炎的终末阶段，根据其病理变化无法分辨原肾小球肾炎类型。急性肾盂肾炎是肾间质和肾小管的化脓性炎症，上行性感染是其主要致病途径，反复发作可发展为慢性肾盂肾炎，导致肾功能障碍。

4. 肾细胞癌是肾小管和集合管发生的恶性肿瘤，是肾脏最常见的恶性肿瘤。

单项选择题

1. 肾小球肾炎的发病机制主要是_____。
   A. 体液免疫　　B. 细胞免疫　　C. 免疫力低下　　D. 代谢障碍
   E. 感染直接损伤

2. 与急性弥漫性增生性肾小球肾炎无关的病原菌是_____。
   A. 病毒　　B. 寄生虫　　C. 葡萄球菌　　D. 链球菌
   E. 肺炎球菌

3. 急进性肾小球肾炎因弥漫性肾小囊腔阻塞，患者可迅速出现的异常情况是_____。
   A. 蛋白尿　　B. 血尿　　C. 少尿　　D. 管型尿
   E. 乳糜尿

4. 急性弥漫性增生性肾小球肾炎和急性肾盂肾炎患者尿液检查最大的不同点是从后者尿液中可检测到_____。
   A. 红细胞　　B. 大量细菌　　C. 中性粒细胞　　D. 白蛋白
   E. 颗粒管型

5. 膜性肾小球病的典型病变是_____。
   A. 上皮下致密沉积物及基底膜形成钉状突起
   B. 肾小球血管丛与肾小囊黏连
   C. 新月体形成
   D. 肾小球硬化
   E. 肾小球毛细血管坏死

6. 急性弥漫性增生性肾小球肾炎中增生的细胞主要是_____。
   A. 肾小球壁层上皮细胞 B. 肾小球脏层上皮细胞
   C. 肾间质纤维母细胞 D. 肾小球系膜细胞及毛细血管内皮细胞
   E. 肾小管上皮细胞

7. 快速进行性肾小球肾炎的特征性病变是_____。
   A. 基膜形成钉状突起 B. 肾小球内皮细胞显著增大
   C. 大量肾小球内有新月体形成 D. 肾小球系膜细胞增生
   E. 肾小管内有大量胶样管型

8. 引起儿童肾病综合征的最常见肾小球肾炎类型是_____。
   A. 微小病变性肾小球病 B. 新月体性肾小球肾炎
   C. IgA 肾病 D. 膜性肾小球病
   E. 急性弥漫性增生性肾小球肾炎

9. 引起成人肾病综合征的最常见肾小球肾炎类型是_____。
   A. 微小病变性肾小球病 B. 新月体性肾小球肾炎
   C. IgA 肾小球病 D. 膜性肾小球病
   E. 急性弥漫性增生性肾小球肾炎

10. 有关慢性肾小球肾炎的描述，下列哪项是错误的？_____。
    A. 75% 的肾小球球性硬化
    B. 大部分肾单位硬化和萎缩，部分肾单位代偿性肥大
    C. 原发性颗粒性固缩肾
    D. 肾盂扩张，肾实质萎缩
    E. 肾间质纤维化、肾细小动脉硬化

11. 关于膜增生性肾小球肾炎的主要病变特点，错误的是_____。
    A. 肾小球有较多单核细胞及淋巴细胞浸润
    B. 多发生于儿童和青年，临床主要表现为肾病综合征，常伴有血尿
    C. 部分患者有血清补体水平下降
    D. 六胺银和 PASM 染色基底膜呈双轨征
    E. 皮质激素治疗效果较差

12. 肾病综合征的主要表现包括_____。
    A. 高脂血症 B. 严重水肿
    C. 低蛋白血症 D. 大量蛋白尿
    E. 以上都是

13. 关于 IgA 肾病描述错误的是_____。
    A. 患者血清中 IgA 增高
    B. 可能是最常见的肾小球肾炎
    C. 肾小球毛细血管基底膜和脏层上皮细胞下见致密沉积物
    D. 临床通常表现为反复发作的镜下或肉眼血尿
    E. 发病前常有上呼吸道感染

14. 免疫复合物的沉积和沉积部位与下列哪项因素无关？_____。
   A. 免疫复合物的大小   B. 抗原的量
   C. 抗体的量   D. 血清补体水平
   E. 免疫复合物的电荷

15. 下列哪项是引起肾小球肾炎的介质？_____
   A. 中性粒细胞   B. 单核巨噬细胞   C. 系膜细胞   D. 血小板
   E. 以上都是

16. 急性肾盂肾炎的基本病变属于_____。
   A. 以增生为主的炎症   B. 以出血为主的炎症
   C. 以变质为主的炎症   D. 以渗出为主的炎症
   E. 化脓性炎症

17. 肾细胞癌的最好发部位是_____。
   A. 肾门   B. 肾下极   C. 肾中部   D. 肾上极
   E. 随机发生

18. 关于膀胱癌的叙述，不正确的是_____。
   A. 绝大多数来源于尿路上皮   B. 多呈乳头状增生
   C. 常表现为无痛性血尿   D. 多发生于青年男性
   E. 好发于膀胱侧壁与三角区近输尿管开口处

19. 膀胱肿瘤的最常见组织学类型是_____。
   A. 鳞状细胞癌   B. 腺癌   C. 尿路上皮肿瘤   D. 小细胞癌
   E. 间叶肿瘤

20. 男性，34岁，患肾病综合征十多年，近年来出现高血压、多尿、夜尿，近来出现贫血、视力减退、心律失常、全身尿味、身体虚弱等症状，数月后发生呕吐、抽搐、昏迷而死亡。肾脏的病理表现可能为_____。
   A. 双肾弥漫性肿大 B. 单侧肾脏缩小   C. 肾盂扩张变形   D. 双侧颗粒性固缩肾
   E. 肾梗死

21. 女，36岁，间歇发热四年，起病时反复畏寒、发热，后有下肢水肿、腹水、尿蛋白（＋＋＋），尿有脓细胞，诊断为慢性肾盂肾炎。以下哪点与诊断不符？_____。
   A. 大量肾小管萎缩、坏死、消失，纤维结缔组织替代
   B. 间质炎症明显，主要为淋巴细胞、浆细胞、单核细胞及少量中性粒细胞
   C. 间质纤维结缔组织增生
   D. 大量肾小球纤维化、玻璃样变
   E. 肾盂黏膜增厚

(王明华)

参考答案

1—5　ABCCA　6—10　DCADC　11—15　ABCDB　16—21　BDDCDD

第四节 肾功能不全

肾脏是机体最重要的排泄器官，通过三大方面功能，即泌尿排泄功能、调节功能和内分泌功能，完成机体代谢终产物的排出、水和电解质及酸碱平衡等的调节，从而维持机体内环境的稳态。当各种疾病因素导致肾脏功能受损，出现水和电解质及酸碱平衡紊乱，肾代谢、内分泌功能障碍而伴有相应临床表现的综合征，称为肾功能不全（renal insufficiency）。根据病因和发病进程，肾功能不全分为急性肾功能不全和慢性肾功能不全。两类肾功能不全晚期即发生为肾功能衰竭，临床表现为尿毒症。

肾脏基本功能单位为肾单位，即通过肾小球滤过、肾小管和集合管重吸收、肾小管和集合管分泌等环节完成泌尿排泄功能，因此，肾小球、肾小管和集合管等结构及功能发生障碍即为肾功能不全的基本发病环节。

一、肾小球滤过功能障碍

肾小球滤过率（GFR）是衡量肾小球滤过功能的重要指标。GFR 取决于滤过系数（filtration coefficient，K_f）和有效滤过压。K_f是肾小球滤过膜的有效通透系数（k）和滤过面积（s）的乘积，表示物质经过肾小球滤过的通透能力。有效滤过压是肾小球滤过的主要动力。

有效滤过压 = 肾小球毛细血管静水压 −（血浆胶体渗透压 + 肾小囊内压）。

当炎症、损伤或免疫复合物沉淀破坏肾小球滤过膜时，肾小球滤过膜三层（肾小球毛细血管内皮细胞、基膜和肾小囊脏层上皮细胞）孔隙膜结构的通透性增加，导致大分子蛋白质和红细胞通透滤过，形成蛋白尿和血尿的临床现象。例如，慢性肾小球肾炎时，大量的肾小球严重被破坏，滤过膜的有效滤过面积减少，可导致 GFR 下降而出现肾功能不全。

正常成人安静状态下，流经肾脏的血液量较丰富，相当于心输出量的20%～25%，肾小球滤过的滤液是血浆的超滤液，因此，肾血浆流量和肾小球毛细血管静水压的异常变化都可引起肾小球滤过功能的障碍。例如，心功能衰竭或休克，全身血流量超出肾血流量的自身调节范围，引发肾血浆流量的减少，肾小球毛细血管静水压的降低，从而引起 GFR 下降。另外，尿路阻塞引起肾小囊内压升高，也可导致肾小球有效滤过压的降低而引起 GFR 下降。

二、肾小管和集合管功能障碍

肾小管分为近端小管、髓袢和远端小管。近端小管对小管液中 Na^+、Cl^-、Ca^{2+} 和水的重吸收率占 GFR 的 65%～70% 的定比重吸收现象，是通过球-管平衡机制调节的。葡萄糖、氨基酸等有机物在近端小管能全部被重吸收回到肾小管外周的毛细血管内。近端小管还具有泌氨作用使尿液酸化及排出药物、毒物的作用。因此，当近端小管重吸收障碍时，可出现肾性糖尿、肾性氨基酸尿、酸中毒及药物中毒等临床症状。髓袢的主要功能是重吸收小管液中 25%～30% 的 Na^+。髓袢的"U"形结构及远端小管和集合管能维持小管外周由皮质到髓质逐渐递增的高渗状态，参与尿液浓缩和稀释的机制调节。髓袢重吸收功能的障碍即表现为尿量的改变，如多尿、低渗尿或等渗尿等。远端小管和集合管主要受激素调节，调控 Na^+、水的重吸收，有分泌 K^+、H^+ 和 NH_3 等作用。当远端小管和集合管的功能有障碍时，可出现水、电解质平衡和酸碱平衡紊乱等现象，以及出现因尿液浓缩、稀释障碍引起的多尿、低渗尿的现象。

三、肾脏内分泌功能障碍

肾脏是最重要的排泄器官，同时也可合成、分泌体内多种生物活性物质或激素，通过体液调节方式参与肾泌尿代谢过程。

参与血管紧张度调节的有肾素-血管紧张素-醛固酮系统和激肽释放酶-激肽-前列腺素系统。在肾素-血管紧张素-醛固酮系统中，血管紧张素能收缩血管、刺激肾上腺皮质释放醛固酮，起到保钠排钾作用。因此，当全身动脉血压降低、交感神经兴奋、肾血流量减少时，均可导致肾素-血管紧张素-醛固酮系统的兴奋，引起全身平均动脉血压升高和水钠潴留。近端小管细胞产生释放的激肽释放酶作用于血浆中的激肽原（即 α2 球蛋白），生成激肽。激肽的主要作用既可以扩张小动脉使血压降低，也可作用于肾髓质乳头部的间质细胞引发前列腺素的释放。肾内的前列腺素主要包括 PGE_2、PGI_2 和 PGF_2。前两者的作用为通过抑制近端小管对钠的重吸收增加排钠量；抑制抗利尿激素的作用，使集合管对水的重吸收作用减弱；通过作用于血管平滑肌，扩张血管降低外周阻力，使血压下降。当肾功能障碍时，激肽释放酶-激肽-前列腺素系统作用受损，前列腺素释放量减少，引起血管收缩、水钠潴留，即可认为是肾性高血压发病的一个重要环节。

肾脏能分泌 90% 的促红细胞生成素（EPO），10% 的 EPO 是肝脏分泌的。EPO 促进造血干细胞和原红细胞分化成熟；促进网织红细胞发育成熟生成，增加释放入血的红细胞数量。因此，当肾功能衰竭时，会出现贫血症状。

肾脏分泌的 1α-羟化酶能使肝内生成的 25-羟维生素 D_3 进一步羟化成具有更高生物活性的 1，25-二羟维生素 D_3，即钙三醇（calcitriol）。钙三醇的主要功能是维持机体血清钙、磷水平的稳定。若肾脏受损伤，可引起肾性骨营养不良。

胃泌素和甲状旁腺素等内分泌激素是由肾脏灭活。胃泌素主要具有促进胃肠运动及胃酸、胃蛋白酶原分泌等作用；甲状旁腺素的主要功能是升钙降磷，调节血清钙、磷水平的稳定。肾功能不全时，甲状旁腺素灭活不足也可引起肾性骨营养不良；胃泌素灭活不足可引起消化性溃疡。

（翁启芳）

第五节　急性肾功能衰竭

急性肾功能衰竭（acute renal failure，ARF），是指在短时间内由各种致病因素导致机体内代谢废物潴留、水和电解质及酸碱平衡紊乱等病理现象的急剧肾功能障碍。氮质血症、水中毒、高血钾或代谢性酸中毒是患者常见的临床表现。根据患者尿量多少的变化，

ARF可分为少尿型急性肾功能衰竭（尿量小于500 mL/日）和非少尿型急性肾功能衰竭。

一、急性肾功能衰竭分类和病因

在临床上，ARF根据发病环节可分为肾前性、肾性和肾后性急性肾功能衰竭。

（一）肾前性急性肾功能衰竭

肾前性ARF主要是由于短时间内肾脏低灌注而引起肾小球滤过率下降，肾脏一般无器质性病变，若及时使肾灌流量恢复，肾功能也能迅速恢复，故此期可称为功能性ARF。但肾前性ARF未能及时处理，则可因肾灌流量迅速下降导致肾实质损害而进展为肾性ARF。

肾前性ARF的临床特点是氮质血症、少尿或无尿，血浆肌酐、尿素氮明显升高，尿肌酐/血肌酐比值大于40。引发肾前性ARF的病因主要是烧伤、脱水、失血性休克引起的低血容量，心脏疾病因素如心肌梗死、心源性休克、心律失常等引起的心输出量减少，血管因素如感染性和过敏性休克等引起血管容量扩大导致的肾灌流量减少。

（二）肾性急性肾功能衰竭

肾性ARF是由各种因素导致的肾实质病变引起的，又称器质性ARF。肾性ARF的临床特点是少尿、血尿、蛋白尿，尿素氮和肌酐明显增高，尿肌酐/血肌酐比值小于20，尿比重固定在1.010～1.015。

引发肾性ARF的病因主要有以下几点。①急性肾小管坏死。由急性肾小管坏死所致的ARF占ARF的40%～50%。常见的原因有肾前性ARF的进展性使肾脏持续缺血引起的肾小管损伤，生物毒（如蛇毒）、药物（如磺胺类、四环素类、氨基苷类等）、有机溶剂（如四氯化碳、甲醇、氯仿等）及重金属等引起的肾小管损伤，凡能引起肾小管损伤的疾病如流行性出血热、高钙血症等都可继发引起肾性ARF。②肾小球、肾间质疾病。肾小球、肾间质疾病如肾动脉栓塞、急性肾盂肾炎、急性肾小球肾炎等，因引发弥漫性肾实质损伤而导致肾性ARF的发生。

（三）肾后性急性肾功能衰竭

肾后性ARF是因尿路急性完全梗阻引发的，常见于尿路结石、肿瘤、前列腺增生等。肾后性ARF的临床特点是少尿、无尿、氮质血症，尿路梗阻以上的部位出现尿潴留现象。因肾后性ARF的病因是尿路梗阻，不在于肾脏本身，所以早期并无肾实质损害，也可属于功能性的ARF。通过影像学检查诊断出的肾后性ARF，如能及时解除梗阻因素，肾功能可迅速恢复正常。

二、急性肾功能衰竭发病机制

本节主要阐述少尿型急性肾功能衰竭的发病机制，主要涉及肾小球、肾小管及肾细胞损伤的因素。

（一）肾小球致病因素

1. 肾缺血

肾血流量的减少（肾缺血）与肾功能障碍之间存在相关性，目前认为肾缺血是ARF初期的主要发病机制。肾灌注压的降低，出现交感神经兴奋及血管紧张素和内皮素引起的肾血管收缩等都可导致肾缺血。

2. 肾小球病变

炎症及过敏性因素导致的急性肾小球肾炎、狼疮性肾炎等疾病，均可因肾小球滤过膜结构损害，引发滤过通透性增大、滤过面积减少，导致 GFR 降低、血尿和蛋白尿等临床表现。

（二）肾小管致病因素

肾小管管腔中各种管型物质的形成（如坏死脱落的肾小管上皮细胞、滤过未被重吸收的血浆蛋白质等）是阻塞肾小管管腔的主要因素，进一步以肾后性 ARF 机制引起 GFR 降低，导致少尿现象。

（三）肾细胞损伤因素

肾细胞损伤是肾功能障碍的基础，主要指肾小管上皮细胞的损伤。另外，内皮细胞、系膜细胞的损伤也参与肾功能障碍的发病过程。

肾小管上皮细胞的损伤分为坏死性损伤和凋亡性损伤两种类型。肾缺血、肾中毒可累及肾单位中的肾小管各节段，引发肾小管上皮细胞坏死脱落、基膜破坏的坏死性损伤。另在各病例中，肾小管上皮细胞出现凋亡小体的细胞损伤，常发生于远端小管。肾细胞的损伤主要来自细胞能量代谢障碍及细胞膜转运系统的破坏，多见于 ATP 合成减少、氧化自由基增加、细胞骨架结构的变化及依赖线粒体的凋亡通路的激活。

三、急性肾功能衰竭临床发病进程分期与功能代谢变化

（一）少尿型急性肾功能衰竭

典型的少尿型急性肾功能衰竭的临床发病进程分为少尿期、多尿期和恢复期。

1. 少尿期

少尿期主要表现为尿量少于 500 mL／日。因尿液成分的异常及少尿在初期持续时间的 1～2 周内是少尿型急性肾功能衰竭最危险的时期，少尿期持续的时间越长，转变为慢性肾功能衰竭或尿毒症的可能性越大。

肾小管的阻塞引起 GFR 下降而导致少尿或无尿，肾功能对钠离子重吸收障碍影响排出的尿钠增高，肾浓缩和稀释功能障碍导致出现低渗尿或等渗尿，肾功能障碍及肾小管的损伤可引起血尿、蛋白尿及管型尿等尿液成分异常现象。

ARF 的少尿或无尿现象会引起机体内环境的紊乱，此时若患者补液输入过多的液体，因体内新陈代谢增强引发内生水分增多，而导致水钠潴留、细胞肿胀和稀释性的低钠血症等即为水中毒。因水中毒可引起多器官衰竭如心力衰竭、肺水肿、脑水肿等危及生命安全，因此，对 ARF 少尿期的患者应注意观察，并严格控制补液量。

ARF 的严重期表现为高钾血症等电解质紊乱现象。因钾离子的代谢异常可引起心脏房室传导阻滞和心律失常，严重时可由于室颤或心脏停搏而导致死亡，因此，对 ARF 少尿期的患者应实施心电图监测和血钾检测。

ARF 的患者因体内酸性产物如 H^+、NH_4^+ 分泌排出减少和碱性物质如 $NaHCO_3$ 重吸收回血液减少而导致代谢性酸中毒。主要表现为神经系统和心血管循环系统的功能障碍，如疲乏、嗜睡、昏迷、心输出量减少、血压下降甚至心功能衰竭。另因肾脏是排泄机体代谢

产物的最重要的器官，ARF 的患者体内蛋白质代谢产物如肌酐、尿素、尿酸会增高而导致氮质血症。

2. 多尿期

尿量逐渐增多，当尿量多于 500 mL/日时即进入多尿期。尿量的增多预示肾功能有转归。在患 ARF 时，患者因肾血流逐渐恢复、肾小管阻塞的解除、肾间质水肿的消退及体内潴留的代谢产物的排出而进入 ARF 的多尿期。但尿量的增多并不意味着体内的电解质紊乱和氮质血症的因素已解除，因此，临床上多尿期的初始阶段仍需注意因尿量排出增多引起的脱水、低钠血症和低钾血症等现象。

3. 恢复期

进入恢复期的 ARF 患者，其尿液成分和尿量基本恢复正常，机体内环境紊乱暂时得到纠正。ARF 从产生到完全恢复因个体差异需数月甚至更长时间，因此，在恢复期仍需注意保护肾功能，避免各种疾病的诱因导致肾实质的严重损伤而转至慢性肾功能衰竭或尿毒症。

(二) 非少尿型急性肾功能衰竭

非少尿型的 ARF 患者主要是由于肾小管重吸收功能和尿浓缩稀释功能的障碍，表现为无明显的少尿，尿量可达 1 000 mL/日左右，因此，发病的症状较少尿型的 ARF 轻，病程较短，预后较好。但非少尿型的 ARF 患者若得不到及时治疗，病情加重也可转为少尿型的 ARF。

四、急性肾功能衰竭临床防治原则

(一) 预防

患者预防如感染、休克等原发病因素，避免肾缺血、肾毒物等诱因而引起 ARF。

(二) 治疗

1. 纠正少尿期的内环境紊乱

患者注意控制少尿期的补液量，避免水中毒；纠正少尿期的高钾血症、代谢性酸中毒和氮质血症；实时监测保护肾功能，避免治疗期间出现各种诱因加重肾功能损害。

2. 营养饮食支持疗法

患者少尿期间供能主要以补充碳水化合物为主，限制摄入过多高蛋白食物，减少蛋白质代谢产生的非蛋白氮含量；多尿期间注意合理补充水、电解质和维生素等物质；恢复期避免诱因如感染出现，加强营养，促进肾功能逐渐恢复。

3. 血液透析疗法

血液透析技术是将血液中各种可透析的物质进行交换和析出的技术，可在短时间内恢复因肾功能衰竭而引起的内环境紊乱，逐步恢复受损害的肾小管的功能。及时合理地使用血液透析技术，能使患者顺利度过 ARF 的少尿期，从而降低死亡率。

(翁启芳)

第六节　慢性肾功能衰竭

慢性肾功能衰竭（chronic renal failure，CRF）是指各种慢性肾脏疾病引起肾单位出现进行性、不可逆性的损害，导致所剩参与功能的肾单位不足以排出机体代谢废物而引起水、电解质及酸碱平衡紊乱，并伴有一系列临床症状出现的病理过程。

一、慢性肾功能衰竭病因

引起 CRF 的原因，一方面来自肾脏自身的因素，如慢性肾小球肾炎、肾小动脉硬化症、慢性肾盂肾炎、尿路结石、肾肿瘤等疾病因素；另一方面来自全身性的因素，如高血压和糖尿病等疾病因素。以上两方面因素均可导致肾血管病变而发展为 CRF。

二、慢性肾功能衰竭发病机制

CRF 的发展进程特点为不可逆性、进行性的损害，因此，肾功能进行性的恶化即为晚期的迁延发展为尿毒症。所以，CRF 发病机制与 ARF 发病机制（有逆转性）不同，包含以下三方面公认的发病机制学说。

（一）健存肾单位学说

健存肾单位学说（intact nephron hypothesis）是 Bricker 于 20 世纪 60 年代提出的。CRF 的慢性进行性损害为非均质性的，即部分肾单位损害减弱且严重而导致肾功能丧失，部分尚有功能的或健存的肾单位加倍代偿原先的肾功能作用。但健存肾单位内血流量的增加及血管内压力过强而造成过度的灌注及过滤的负担作用，导致肾毛细血管纤维化而使其功能丧失，进而引发肾单位逐渐减少的 CRF。

（二）矫枉失衡学说

矫枉失衡学说（trade-off hypothesis）的机理是，机体内环境平衡紊乱后的代偿性矫枉作用是维持内环境趋于稳定的，但在矫枉过程中又引起新的内环境失衡。例如，CRF 发病时，肾排磷升钙的作用减弱，因血磷浓度的升高而引起内分泌腺（甲状旁腺）分泌活动增强。早期的 CRF，因甲状旁腺激素（parathyroid hormone，PTH）的矫枉作用能代偿 CRF 引起的肾排磷升钙的减弱；进行性 CRF 的发展，导致肾单位大量丧失而引起血磷急剧升高，刺激甲状旁腺的作用增强而引起甲状旁腺功能亢进，继而出现如 PTH 增多引起的肾性骨病等矫枉失衡的过程。

（三）肾小管及肾间质细胞损伤学说

肾小管及肾间质细胞损伤学说（tubular and interstitial cells lesion-hypothesis）主要机理是，CRF 发病部位肾小管细胞及肾间质细胞的损害，造成肾小管细胞肥大或萎缩、肾间质炎症细胞浸润增生及纤维化等病理变化，继而引起肾小管管腔的堵塞。肾小管及肾间质损害的持续性发展进一步破坏肾单位的正常功能而导致 CRF 的出现。

三、慢性肾功能衰竭临床发病进程分期与功能代谢变化

（一）慢性肾功能衰竭临床发病进程

根据CRF发病时肾功能的变化水平（肾单位丧失和内生肌酐清除率水平），临床发病进程分为四期。

1. 肾功能储备降低期

当肾实质破坏不是很严重（小于50%）及内生肌酐清除率为50～70 mL/min时，肾脏尚能维持基本的内环境稳态。此时期的CRF不出现明显的临床病理症状，但感染或免疫功能低下时，也可表现出肾功能异常。

2. 肾功能不全期

肾单位进一步减少（50%～75%）及内生肌酐清除率为30～50 mL/min时，肾功能不能维持内环境平衡而出现多尿、轻度氮质血症和贫血等症状。

3. 肾功能衰竭期

肾单位丧失达75%～90%，内生肌酐清除率为20～30 mL/min，此时期患者出现酸中毒、严重的贫血、氮质血症、高磷低钙血症等症状。

4. 尿毒症期

内生肌酐清除率小于20 mL/min，出现多器官功能障碍及明显的水、电解质和酸碱平衡紊乱等症状。

（二）慢性肾功能衰竭的功能代谢变化

1. 肾脏泌尿功能变化

（1）尿液理化性质的变化。①尿成分变化。因CRF患者的肾小球滤过膜通透性的损害，可导致CRF患者的尿液成分发生变化，尿液可呈现蛋白尿和血尿。大量的蛋白质在滤过中，在肾小管中形成管型起阻塞作用；更大的损害是滤过的蛋白质在肾小管重吸收时，可因激活小管上皮细胞发生蛋白应激反应而出现炎症，这也是引起CRF患者慢性肾病持续发展的重要因素。②尿渗透压变化。CRF患者早期可因尿浓缩功能障碍引起多尿现象，所以尿比重及尿渗透压均可降低，表现为低渗尿。进入晚期后，尿比重固定在1.008～1.012，与正常的尿比重比较变动不大；但因CRF患者尿液浓缩及稀释功能均降低，从而导致尿渗透压接近血浆渗透压，表现为等渗尿。此时CRF患者摄入的液体量需严格控制，因为若摄入水分过多且CRF患者肾脏调节水平衡能力障碍容易引起水钠潴留和低钠血症；若摄入水分不足则可因血容量减少引发心血管系统功能障碍。③尿量变化。CRF患者随着疾病持续发展，尿量可出现夜尿增加、多尿及少尿的变化过程。早期时表现为夜尿增多，接近甚至超过正常人白天的尿量（成人白天排出的尿量正常是每日尿量约1 500 mL的2/3）。产生多尿的现象有多种因素，例如，尿浓缩功能降低，不能浓缩尿液导致尿量增多；因患者CRF的进展，丧失部分肾单位，使健存的肾单位血流量增加继而使原尿升高且流速加快，导致GFR升高但肾小管重吸收减少而引起尿量增多。进入晚期的CRF患者因健存的肾单位功能降低使尿量减少出现少尿，即意味着CRF患者病情有恶化的现象。

（2）水、电解质和酸碱平衡紊乱。①水代谢障碍。因CRF患者部分肾单位的逐渐损

害，使肾脏调节水平衡的能力明显减弱。若水分摄入过多，会引起体内水钠潴留而产生多器官水肿甚至心力衰竭；若水分摄入不足，可导致血容量减少甚至脱水现象，持续的血容量减少使肾泌尿功能进一步恶化。②电解质代谢障碍。A. 钠代谢障碍：水代谢异常通常都伴随着钠离子的代谢障碍，可引起血钠过高或过低。CRF 患者的 GFR 降低引起钠离子滤过减少，同时肾小管重吸收作用减弱，虽然出现尿钠增高但血钠浓度基本维持在正常范围内。进入 CRF 晚期时，患者常出现明显的低钠血症。因临床上限制钠盐摄入或利尿剂治疗的应用，患者容易出现低钠血症、肢体无力、血压偏低等症状。B. 钾代谢障碍：CRF 患者的钾代谢障碍包括低钾血症和高钾血症。患者厌食、呕吐及腹泻等因素或临床上排钾利尿剂的长期使用，都可导致血钾降低。相反，若患者摄入含钾食物过多或出现溶血、代谢性酸中毒等异常现象时，会出现高钾血症。当进入 CRF 晚期时，因 GFR 极度降低也可引起钾离子排出减少而产生高钾血症，甚至危及患者的生命。C. 钙磷代谢障碍：在内分泌激素正常调控下，肾脏主要调节钙磷代谢，升钙降磷。在 CRF 患者初期时，因 GFR 的降低可出现高磷低钙现象，但可通过刺激甲状旁腺分泌甲状旁腺激素（PTH）调控。PTH 抑制肾小管对磷的重吸收，可使升高的血磷降回正常水平，维持 CRF 患者健存肾单位对钙磷代谢的调节作用。在 CRF 患者晚期时，健存肾单位越来越少，不能促进肾脏排磷作用且高磷刺激 PTH 分泌量增多，导致晚期时 CRF 患者伴有甲状旁腺功能亢进。D. 低钙血症的产生是在血磷增高时同时表现出来的症状。血磷增高时，钙磷浓度乘积维持效应必降低钙浓度；血磷增高刺激甲状腺滤泡旁细胞分泌降钙素调节降钙降磷作用；肾脏排磷障碍使肠道排磷作用增强，引起肠道食物产生难溶的磷酸钙物质，降低钙离子的吸收；肾单位的损害使合成 1，25－二羟维生素 D_3 的 1α－羟化酶的活性下降，从而影响肠道对钙离子的吸收。以上多方面所述即是导致低钙血症的原因。E. 镁代谢障碍：CRF 晚期因 GFR 降低也可引起镁离子排出减少而产生血镁升高。血液中镁离子升高可使患者继发出现恶心、呕吐、乏力等症状，甚至出现神志不清、呼吸麻痹及心跳停止等严重症状。因此，在 CRF 晚期时更要注意患者的血镁检测及避免使用过多的含镁药物治疗。③酸碱代谢障碍。伴随 CRF 进展，表现出阴离子间隙（AG）正常型的代谢性酸中毒和 AG 增高型的代谢性酸中毒。CRF 的早期表现为 AG 正常型的代谢性酸中毒。正常肾脏在进行氨基酸代谢分泌 NH_3 时促进 H^+ 的排泄，而当早期肾单位损害使分泌 NH_3 障碍引起泌酸减少；高磷低钙血症会增加 PTH 的释放，PTH 可抑制肾小管上皮细胞碳酸酐酶活性，使 H^+-Na^+ 交换障碍。晚期持续的 GFR 下降，使患者体内的酸性代谢产物排出减少，H^+ 浓度增高，形成 AG 增高型的代谢性酸中毒。

（3）氮质血症。人体会通过肾脏排泄出物质代谢产生的含氮代谢产物，包括肌酐、尿素、尿酸、多肽、胍类等。CRF 早期的 GFR 有所下降，肾单位尚能维持体内含氮代谢产物的正常排出；一旦肾单位损害严重，GFR 显著下降，体内的含氮代谢产物蓄积增多，即出现严重的氮质血症。临床上可通过测定血浆肌酐和尿肌酐含量，测定计算内生肌酐清除率与 GFR 量变关系，由此判断肾脏疾病变化的严重程度。

2. 肾脏内分泌功能变化

肾脏主要功能为通过泌尿排出代谢废物，同时肾脏也是内分泌器官，可分泌生物活性物质调节肾泌尿功能，因此，肾脏内分泌功能变化也可影响心血管系统及其他系统的功能障碍。

(1) CRF的高血压倾向。CRF的高血压倾向表现为继发性的肾性高血压,其发生机制有以下几方面:①慢性肾功能的衰竭引起肾脏排钠、排水能力下降,导致水钠潴留引起血容量增多,产生钠依赖性的高血压。临床上可通过控制钠盐摄入量或利用利尿剂调节水平衡作用达到较好的降压效果。②由肾素-血管紧张素系统激活引起的高血压,称为肾素依赖性高血压。肾动脉狭窄、慢性肾小球肾炎产生的CRF,因损害肾单位毛细血管球引起肾脏明显缺血,从而刺激肾素-血管紧张素系统,血管紧张素再作用于肾上腺皮质分泌醛固酮,导致水钠潴留;激活肾上腺髓质系统,儿茶酚胺类激素分泌也可导致血压升高。临床上可应用血管紧张素转换酶抑制剂,通过抑制肾素-血管紧张素系统的激活作用达到降压效果。③在CRF疾病期,肾脏分泌的降压物质如前列腺素、激肽等血管舒张物质减少,这也是导致肾性高血压的因素之一。

(2) CRF的骨营养不良障碍。前文已表述CRF导致钙磷电解质代谢障碍呈现高磷低钙血症,引起继发性的甲状旁腺功能亢进,刺激破骨细胞功能活跃继而骨质脱钙维持钙离子浓度平衡作用。由于过度脱钙,成年人出现明显的骨质疏松、骨质纤维化、骨软化等骨代谢障碍,称为肾性骨营养不良。肾脏合成1,25-二羟维生素D_3的1α-羟化酶的活性下降导致肠道吸收钙离子浓度降低,使形成骨骼的骨质钙化功能障碍;CRF的代谢性酸中毒也会动员骨盐溶解来缓冲体内过多的H^+,因此也会导致骨质脱钙增强而引起骨营养不良。

(3) CRF的血液功能障碍。出现贫血症状是人体肾脏内分泌功能障碍的表现之一。在CRF早期,因为红细胞生成减少或红细胞破坏增加等因素可引起肾性贫血症状。正常肾实质细胞分泌促红细胞生成素(EPO)与促红细胞生成素抑制因子协调血浆中红细胞发育成熟的平衡作用。当肾实质细胞损害,血浆尿素浓度大于100 mg/dL时,肾分泌的EPO急剧减少致使血浆中成熟的红细胞生成数量受到抑制。肾分泌EPO减少是产生肾性贫血的主要原因。CRF时期,体内潴留的代谢产物、酚类、胺类及继发产生的PTH等对骨髓的造血功能都有抑制作用,导致贫血出现。CRF患者体内潴留的代谢产物及毒物,会引起机体内环境紊乱及生成的ATP量减少,多种综合因素容易使正常功能的红细胞破裂发生溶血现象。

CRF患者常伴有出血倾向,加重肾性贫血症状。出血原因多是因体内蓄积的毒物(如酚类及胍基琥珀酸等)抑制血小板因子3(PF_3)的释放影响凝血功能障碍,以及毒物减弱血小板黏附、聚集功能导致出血时间延长。CRF患者表现出鼻和牙龈等部位的黏膜出血、消化道出血及皮下瘀斑等出血症状。

(三) 慢性肾功能衰竭晚期(尿毒症期)功能代谢变化

尿毒症期症状和体征的变化是CRF患者体内蓄积的毒物的作用、内环境紊乱及内分泌功能障碍等多方面因素导致的结果。公认有以下几种毒性物质的作用机制。

1. 非蛋白含氮物质的作用

非蛋白含氮物质的作用主要是指体内蓄积增多的尿素和尿酸的损害作用。过多的尿素会以异氰酸盐的活性形式存在体内,使受体、抗体、激素及酶等一些物质发生氨基甲酰化反应产生毒性作用。例如,红细胞氨基甲酰化反应易出现溶血反应,CRF晚期出现的肾小球硬化与肾小球基膜及系膜的蛋白质氨基甲酰化反应有关,外周血的中性粒细胞和单核细胞等白细胞含有氨基甲酰化赖氨酸干扰机体抗微生物感染的能力,胰岛素的氨基甲酰化导致其活性降低。而另一代谢产物尿酸的增多和尿素都参与尿毒性心包炎的发生,患者具有心前区疼痛及听诊可闻及心包摩擦音,但通过透析法清除体内多余的尿酸、尿素等毒素可减少尿毒性心包炎的发生率。

2. 胍类化合物的作用

机体内精氨酸的代谢产物为胍类化合物。异常代谢增多的化合物主要有甲基胍、胍基琥珀酸和肌酐等。甲基胍的毒性最强,主要引起神经系统、心血管系统及运动系统等系统的功能损害,患者具有运动失调、嗜睡、高血压及肾小球缺血性损伤等症状。胍基琥珀酸主要影响造血功能,表现出血小板的抑制作用,导致患者有出血倾向,而肌酐也参与红细胞出现溶血的损害。

3. 内分泌激素的作用

前文已提及 CRF 患者会出现 PTH 功能亢进,引起神经系统、运动系统、免疫系统等多系统功能损害。例如,肾性骨营养不良;钙盐沉积进入外周神经细胞引起肢体麻木、烧灼感,严重者可出现肌肉麻痹等运动障碍,或通过血脑屏障进入中枢神经系统引起患者记忆力减退、失眠甚至严重的嗜睡、昏迷等尿毒症性脑病的症状、体征;PTH 刺激胃泌素分泌增多,促进胃酸释放,加速胃溃疡发生;PTH 抑制骨髓造血功能甚至抑制淋巴细胞免疫功能,使机体容易感染。

4. 其他氨基酸代谢产物的作用

氨基酸衍生物如脂肪族胺、芳香族胺和多胺统称为胺类。芳香族胺对脑组织氧化过程及琥珀酸氧化过程有抑制作用,脂肪族胺可引起精神异常、肌肉痉挛及感觉迟钝等症状,两者都参与了尿毒症脑病的发病过程。多胺参与消化系统的毒性作用,引发厌食、恶心及呕吐现象,还可通过增加毛细血管壁的通透性参与尿毒症时发生的多器官的水肿作用,如肺水肿、脑水肿及腹水等。

芳香族氨基酸经过肠道细菌作用产生酚类物质,酚类主要通过肝脏生物转化及经肾脏代谢排出体外。过多的酚类抑制血小板第 3 因子活性导致凝血功能障碍是引起尿毒症出血的原因之一。酚类物质还可通过抑制肝脏和脑组织摄取氧的过程损害中枢神经系统和肝功能作用。

四、慢性肾功能衰竭临床防治原则

（一）对症治疗原发病,减少肾脏损害

积极治疗高血压、慢性肾小球肾炎及糖尿病等原发病,可以防止 CRF 及晚期尿毒症期肾实质的进行性破坏。注意感染的控制,在纠正机体内环境失衡的情况下避免使用对肾脏有毒性的药物,可以使 CRF 及晚期尿毒症期进行性加重的病理过程得以缓解。

（二）防治并发症,营养饮食疗法

除积极治疗原发病症外,还要防控尿毒症期继发性的并发症。例如,控制高血压,防止肾功能进一步恶化,限制钠水摄入及利尿剂的合理治疗控制心力衰竭的发生,改善肾性贫血、出血现象,调节钙磷电解质平衡及采用甲状旁腺手术治疗控制肾性骨营养不良。

给予患者低蛋白高热量的合理营养饮食，控制摄入过多的磷、脂质及嘌呤物质，但必须补充足够的钙、维生素及必需氨基酸等物质。

（三）透析及肾移植疗法

通过血液透析或腹膜透析的方法，可以帮助患者清除体内蓄积毒物的毒性作用，且转换输入补充机体所需物质。透析方法能暂且延缓患者的生存期，但能达到最好疗效的是移植匹配同源的肾脏。肾移植成功的后期治疗更为重要，需注意肾排斥现象出现及合理使用免疫抑制剂防止感染发生。

（翁启芳）

第七节　肾脏和其他系统疾病的关联

肾脏通过泌尿、内分泌及调节等功能来维持机体内环境相对恒定的状态，维持机体完成正常的生命活动过程。肾疾病的产生除来自原发性致病因素以外，也可继发于其他脏器的病变或者来自全身系统的疾病影响，如继发于循环系统和血管的肾病——高血压肾损害、缺血性肾病，内分泌系统代谢系统疾病——糖尿病肾病，继发于多种因素严重损害肝细胞引发的肾功能不全——肝肾综合征等。

一、高血压肾损害

肾脏通过对细胞外液量的调节来维持动脉血压长期相对稳定，即是肾－体液控制系统的作用。细胞外液量的变化，可以通过肾素－血管紧张素－醛固酮系统（RAAS）、血管升压素和心房钠尿肽等因素的改变，影响肾对钠、水重吸收量的调控，继而对动脉血压起到一定长期稳定的调节作用。因此，肾－体液控制系统对体液量的控制是动脉血压长期稳定调节的关键因素。但在失去正常生理平衡的调控下，持续的血压升高反而对肾功能有损害作用。

（一）概念与分类

高血压的产生，无论是原发性的还是继发性的，对肾结构和功能都有损害，称之为高血压肾损害。主要累及肾入球小动脉、小叶间动脉及弓状动脉，表现为小动脉性肾硬化。高血压和小动脉性肾硬化的相互作用继而会引起心脑血管疾病的恶性循环。根据临床病理变化，小动脉性肾硬化可以分为良性和恶性两种。良性小动脉性肾硬化对肾功能损害的早期症状是夜尿增多，主要是因缺血性肾小管的损伤导致肾浓缩功能的减退。而恶性小动脉性肾硬化是高血压急剧升高引发的，临床上首发症状主要是蛋白尿，多数患者出现肾功能进行性减退，甚至出现终末期肾病（尿毒症）。但早期若能及时有效地调控血压，可以起到阻断肾损害与高血压之间的恶性循环的作用。

（二）发生机制

高血压引起良性小动脉性肾硬化的发生机制，包括以下几方面因素。

1. 交感神经兴奋

中枢交感神经的过度兴奋，既可通过提高心率、增加心肌收缩性等因素升高血压，同时也可作用于肾入球、出球小动脉，使血管收缩，肾小球内灌注压降低，降低肾小球滤过率。此外，交感神经与肾素内分泌的相互作用，继发激活 RAAS 的作用。

2. 肾素-血管紧张素-醛固酮系统的激活

在正常生理条件下，RAAS 的激活调控肾对钠、水重吸收的功能。但在血压升高时，RAAS 的激活使增加的血管紧张素 II 刺激血管内皮细胞生成内皮素-1，使肾血管收缩，引发肾动脉血流量减少（缺血），且协同多种因子如表皮生长因子和 TGF-β 加速肾动脉硬化的过程。

3. 血流动力学作用

高血压的发生，使肾小动脉收缩即血管阻力增加，引发肾血流量的减少，持续血压的升高势必导致肾实质缺血性的损害。此外，肾小球内高灌注、高压力及高滤过的现象也是促进肾小动脉硬化的主要因素。

（三）防治原则

1. 一般预防与治疗

生活饮食方面，应控制摄入钠盐少于 6 g/d。控制体重、适当运动，减少血脂和血糖升高对心脑血管并发症的影响。

2. 血压调控

高血压肾损害的血压调控原则：合理选用降压药物，根据病情严格调控血压达到目标标准，减弱小动脉性肾硬化的发生发展，降低因出现尿毒症或心脑血管事件引发的病死率。血管紧张素转换酶抑制剂（ACEI）、血管紧张素受体拮抗剂（ARB）、β 受体阻断剂、钙通道阻断剂（CCB）等为一线的降压药物，而 ACEI 和 ARB 作为国内外高血压治疗指南推荐的首选药物，既能起到血压目标值的降低作用，又能对肾功能起到更好的保护效果。

ACEI 和 ARB 药物的作用：可直接扩张肾入球小动脉和出球小动脉，降低肾小囊内压；改善滤过膜的通透性，减少蛋白滤过；抑制醛固酮分泌，减少钠、水重吸收。但 ACEI 和 ARB 药物的使用，也会产生肾小球滤过率降低和血钾升高的副作用，因此，临床使用过程要密切监测肾功能和血钾的变化。

二、糖尿病肾病

肾脏的内分泌作用通过体液调节的方式维持机体水、电解质和酸碱平衡的过程。在正常生理情况下，由肾小球滤过的葡萄糖通过肾小管时，会被近端小管完全重吸收回到血管中，临床上在终尿中是检测不到随尿排出的葡萄糖的，但多方面因素导致糖尿病的发生会继发引起肾泌尿功能的障碍。

（一）概念与分类

继发于糖尿病的肾功能损害，主要表现为以肾小球损害为主的疾病，也是糖尿病最严重的并发症之一，称之为糖尿病肾病（diabetic nephropathy，DN）。I 型和 II 型糖尿病均可以发生 DN。在临床上，DN 早期可以表现出肾小球高灌注、高压力及高滤过等症状，进一步发展会出现蛋白尿直至肾小球硬化。

（二）发生机制

遗传因素、代谢因素、细胞因子、激素及损害因素（氧化应激、炎症）等多方面的因素作用可以导致 DN 的发生。发生机制主要包括以下几方面。

1. 高血糖

长期持续的血糖升高是 DN 发生发展的关键因素。葡萄糖与蛋白质及氨基酸发生非酶糖基化反应，产生不可逆的糖基化终产物。DN 患者肾组织中的糖基化终产物含量增高，沉积在肾小球的基底膜及系膜上，导致基底膜的增厚及系膜基质增生，使肾小球发生一系列形态结构和功能的损害。

2. 遗传因素

家族遗传的原因也是导致 DN 发生的重要因素之一。Ⅰ型和Ⅱ型糖尿病发生 DN 比例占 30%～40%。

3. 肾小球"三高"

高血糖刺激多种血管活性物质的分泌且作用于肾血管上，导致入球小动脉的扩张；高血糖刺激肾内多种生长因子分泌，促进肾小球肥大、滤过面积增大，继而导致肾小球滤过率增大；高血糖的存在引发肾素、血管紧张素等内分泌激素的分泌，也参与肾小球高滤过的形成；此外，DN 患者交感神经兴奋、RAAS 激活引起的水钠潴留，加上入球小动脉的扩张，可增加肾小球的血流量。因此，DN 早期的临床表现有"三高"（高灌注、高压力、高滤过）症状。

4. 蛋白尿

DN 患者出现蛋白尿，主要原因是肾小球滤过功能的障碍，来自上述因素导致的肾小球高压力、基底膜增厚及滤过膜电荷屏障损害等。一旦出现蛋白尿，即表明患者的肾功能开始进行性下降，因进入肾小管的蛋白质促使小管上皮分泌的细胞因子，可以导致肾间质成纤维细胞活化出现纤维化现象，因此，DN 患者可因终末期肾病（尿毒症）的出现导致死亡。

（三）防治原则

1. 控制血糖

严格控制血糖可以非常有效地防止 DN 进一步发展为终末期肾病及引发心脑血管并发症的出现。除饮食控制糖的摄入量外，临床上采用药物治疗。常用的药物包括双胍类降糖药、磺脲类及噻唑烷二酮类等，而依据病情合理使用胰岛素治疗可有效控制血糖且对肝肾无副作用损害。

2. 控制高血压

DN 早期的"三高"症状，已降低 DN 患者对高血压的耐受性。若进一步血压出现升高，势必加重对患者肾的损害。可以采用 ACEI 和 ARB 等 RAAS 系统抑制剂，通过抑制 RAAS 系统的激活，可有效减弱肾小球高滤过、高压力等症状，延缓 DN 的发生发展。因此，血压应控制在 130/80 mmHg 范围以内。此外，交感神经兴奋及水钠潴留引起的血压升高也要得到控制。

3. 透析治疗

当 DN 发展进入肾功能不全时，即 GFR 下降至 15 mL/min 时可采取透析治疗，可提高 DN 患者的生活质量及改善预后。

三、肝肾综合征

肝脏由肝实质细胞（肝细胞）和非实质细胞（如 Kupffer 细胞、肝窦内皮细胞、肝星形细胞等）构成。因多种病因导致肝细胞严重损害，引起肝的代谢、合成、解毒、分泌及免疫等功能障碍的综合征，称之为肝功能不全（肝衰竭）。肝肾综合征即是继发于肝衰竭基础上的肾衰竭，是一种非常严重的肝衰竭并发症。

（一）概念与分类

急性重症肝炎（急性肝功能不全）或肝硬化失代偿期（慢性肝功能不全）时，在没有明确的肾衰竭病因及实验室、形态学依据的情况下，并发一组氮质血症、无尿及少尿等临床病理现象，称为肝肾综合征（hepatorenal syndrome，HRS）。多数情况下，HRS 属于功能性肾衰竭。若能改善肝疾患的发生发展，患者的肾功能可以得到恢复。一旦肝病病情持续延长且未能得到控制，可引起急性肾小管坏死，导致肝性器质性肾衰竭。因此，依据肝病病情发展时间，HRS 可分为两类：一类是功能性肝肾综合征，肾功能有障碍但并无器质性病变；另一类是器质性肝肾综合征，即出现肾小管坏死的临床病理特征。

（二）发生机制

肝肾综合征发生的机制是多方面的综合效应，主要与继发于肝衰竭的持续性肾血管收缩和肾血流量减少等因素相关。

持续性肾血管收缩归结为两类因素：一类是肝功能障碍时因未能及时代谢内毒素引起的内毒素血症，另一类是肝门静脉高压引起的静脉淤血、腹水等导致有效循环血量减少。以上两类因素，通过刺激交感-肾上腺髓质系统、肾素-血管紧张素系统及血管活性物质分泌等多种因素的综合作用，导致肾血管持续收缩，出现明显的肾皮质缺血及肾小球滤过率的降低，逐步由功能性的变化转为器质性的肾小管缺血坏死的肾衰竭。

（三）防治原则

首要防治，改善肾血流量。选用适宜扩血管药，如 654-2（山莨菪碱）能扩张肾血管，改善肾血流量，促进肾小球滤过生成；酚妥拉明不仅能降低门静脉压力，且能扩张肾血管，增加肾血流量；选用抑制剂类药物，如血管紧张素转化酶抑制剂，抑制血管紧张素对肾血管的收缩效应，达到增加肾血流量的目的。

其次，防治肾衰竭。积极采取应对措施调控患者水、电解质和酸碱平衡的稳定；若病情加重，可采用血液透析或腹膜透析的治疗方法。

（翁启芳）

讨论：

患者男性，32岁，因房屋倒塌，坠物砸伤下肢，疼痛有1周，左下肢明显肿胀，并伴有全身肿胀，排尿减少，因无尿入院诊治。查体：体温37.2 ℃，血压148/80 mmHg，心率80次/分，呼吸16次/分，腹部叩诊腹水征阳性，尿颜色加深呈茶色，血肌酐303.0 μmol/L，尿素氮36.0 mmol/L。试问：此患者初步诊断为什么疾病？导致患者尿少、无尿的原因是什么？

小结与思考

1. 肾功能不全是由肾脏受损引起水电解质、酸碱平衡及内分泌等多项功能紊乱，从而导致全身多器官系统功能障碍的临床综合征。肾功能不全与肾功能衰竭名称上有何区别？试指出肾功能不全的基本发病环节。

2. 急性肾功能衰竭（ARF）是由各种致病因素引起在短时期内肾泌尿功能急剧障碍而导致人体内环境稳态失衡的病理过程。依据发病因素或肾损害性质，ARF如何分型？试述ARF的主要发病机制和临床表现。如何鉴别急性功能性肾功能衰竭和急性器质性肾功能衰竭？若急性肾功能衰竭的患者得到及时的救治，是否可以完全逆转？

3. 慢性肾功能衰竭（CRF）因病程迁延性，可分为肾功能代偿、肾功能不全、肾功能衰竭和尿毒症等病程发展时期。慢性肾功能不全时，发病机制是什么？会出现哪些功能代谢的变化？何谓尿毒症？试述引起尿毒症的主要毒素及其可能存在的发病机制。

单项选择题

1. 最常见的肾前性急性肾功能衰竭的发病原因是_____。
   A. 肾盂肾炎　　　B. 急性肾炎　　　C. 尿路梗阻　　　D. 失血性休克早期
   E. 失血性休克晚期

2. 产生急性肾功能衰竭疾病的发病中心环节是_____。
   A. 肾血管栓塞　　　　　　　　　　B. 肾小球滤过率降低
   C. 原尿返流　　　　　　　　　　　D. 肾小管上皮细胞肿胀
   E. 肾小管重吸收增多

3. 引发肾性急性肾功能衰竭的主要原因是_____。
   A. 肾小球血流量减少　　　　　　　B. 肾毛细血管球阻塞
   C. 急性肾小管坏死　　　　　　　　D. 肾小管上皮细胞肿胀
   E. 肾间质细胞坏死

4. 急性肾功能衰竭患者的少尿症状是指24小时尿量少于_____。
   A. 1 000 mL　　　B. 800 mL　　　C. 600 mL　　　D. 400 mL
   E. 200 mL

5. 急性肾功能衰竭初期发生少尿的主要原因是_____。
   A. 肾血流量减少　　　　　　　　B. 肾毛细血管内皮细胞肿胀
   C. 肾血管收缩　　　　　　　　　D. 肾小管阻塞
   E. 原尿返流

6. 急性肾功能衰竭在少尿期时最危险的继发病症是_____。
   A. 水中毒　　B. 酸中毒　　C. 氮质血症　　D. 低钠血症
   E. 高钾血症

7. 下列哪些激素是肾脏分泌产生的？_____。
   A. 促红细胞生成素　　　　　　　B. 前列腺素
   C. 肾素　　　　　　　　　　　　D. 1，25-二羟维生素 D_3
   E. 以上均是

8. 慢性肾功能衰竭最常见的发病原因是_____。
   A. 慢性肾盂肾炎　　　　　　　　B. 慢性肾小球肾炎
   C. 肾结核　　　　　　　　　　　D. 肾动脉硬化
   E. 尿路梗阻

9. 慢性肾功能衰竭初期出现的症状是_____。
   A. 夜尿增多　　B. 尿量增多　　C. 尿量减少　　D. 尿毒症
   E. 低钾血症

10. 肾素依赖性高血压产生的主要机制是_____。
    A. 肾重吸收钠水增多　　　　　　B. 心输出量增多
    C. 血管外周阻力增加　　　　　　D. 前列腺素分泌增多
    E. 血管紧张素分泌减少

11. 慢性肾功能衰竭导致的钙磷代谢障碍表现为_____。
    A. 低钙、高磷血症　　　　　　　B. 高磷血症
    C. 高钙、高磷血症　　　　　　　D. 低钙血症
    E. 血磷血钙先升高，后降低

12. 慢性肾功能衰竭发生出血的主要机制是_____。
    A. 血小板因子 3 释放增多　　　　B. 毒物抑制血小板因子 3 的释放
    C. 抗凝系统作用增强　　　　　　D. 血小板黏附聚集特性增强
    E. 以上均是

13. 尿毒症患者早期出现最明显的症状是_____。
    A. 贫血　　　　　　　　　　　　B. 出血
    C. 皮肤瘙痒　　　　　　　　　　D. 厌食、呕吐等消化系统症状
    E. 肾性骨营养不良

14. 导致尿毒症产生的主要机制是_____。
    A. 酸碱平衡紊乱　　　　　　　　B. 内分泌激素功能障碍
    C. 内、外源性毒性物质的蓄积作用　D. 氮质血症
    E. 水、电解质平衡紊乱

15. 对于慢性肾功能衰竭晚期（尿毒症）治疗最根本的方法是 _____。
    A. 血液透析　　B. 肾移植　　　C. 治疗原发病　　D. 低盐饮食
    E. 以上均是

（翁启芳）

参考答案
1—5　DBCDC　6—10　EBBBC　11—15　ABDCB

第四章 作用于泌尿系统的药物

第一节 利尿药

利尿药（diuretics）是一类作用于肾脏，促进体内 Na^+、Cl^- 等电解质和水的排出，增加尿量的药物。临床上常用利尿药治疗各种原因引起的水肿性疾病，如心衰、肾衰、肾病综合征及肝硬化等，也用于治疗某些非水肿性疾病，如高血压、肾结石、高钙血症等。此外，利尿药还可用于促进某些能经肾脏排泄的药物和毒物的排泄。

一、利尿药的分类

利尿药按其作用部位和作用机制不同分为四类：①袢利尿药（loop diuretics），又称高效能利尿药，代表药物为呋塞米；②噻嗪类利尿药（thiazide diuretics），又称中效能利尿药，代表药物为氢氯噻嗪；③保钾利尿药（potassium-retaining diuretics），代表药物为螺内酯、氨苯蝶啶、阿米洛利；④碳酸酐酶抑制药（carbonic anhydrase diuretics），代表药物为乙酰唑胺。保钾利尿药和碳酸酐酶抑制药也称低效能利尿药。

二、利尿药的作用机制

利尿药通过作用于肾单位的不同部位而产生利尿作用（图 4-1）。

袢利尿药主要作用于髓袢升支粗段髓质和皮质部。在髓袢升支粗段，NaCl 的重吸收依赖于上皮细胞顶端膜上的 $Na^+ - K^+ - 2Cl^-$ 共转运体（$Na^+ - K^+ - 2Cl^-$ cotransporter, NKCC），NKCC 转运一个 Na^+ 的同时，转运一个 K^+ 和两个 Cl^-。进入细胞内的 Na^+ 由基侧质膜上的 $Na^+ - K^+ - ATP$ 酶主动转运至细胞间质，在细胞内蓄积的 K^+ 扩散返回管腔形成再循环，造成管腔正电位，驱动 Mg^{2+} 和 Ca^{2+} 的重吸收，上皮细胞中的 Cl^- 经基侧质膜 Cl^- 通道进入细胞间质。袢利尿药能特异性地与 Cl^- 结合位点结合，阻断 NKCC，从而抑制 NaCl 的重吸收，降低肾的稀释与浓缩功能，排出大量接近于等渗的尿液。袢利尿药使 NaCl 排出增加的同时，也使 K^+、Mg^{2+}、Ca^{2+} 的排出增多。

噻嗪类利尿药主要作用于远曲小管近端。在远曲小管近端，NaCl 经上皮细胞顶端膜 $Na^+ - Cl^-$ 共转运体（$Na^+ - Cl^-$ cotransporter, NC）和基侧质膜 $Na^+ - K^+ - ATP$ 酶被重吸收。噻嗪类利尿药阻断 NC 而降低肾的稀释功能，尿中除排出 Na^+、Cl^- 外，由于转运至远曲小管远端和集合管的 Na^+ 增加，促进了 $K^+ - Na^+$ 交换，尿中 K^+ 排出也增多。

保钾利尿药主要作用于远曲小管远端和集合管。在远曲小管远端和集合管，NaCl 的

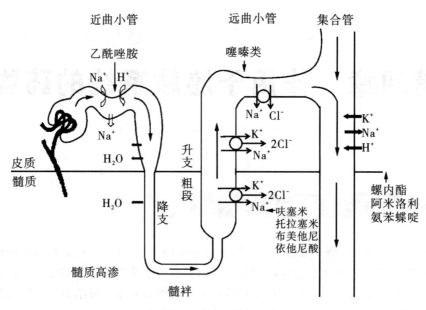

图 4-1 利尿药的作用部位

重吸收受醛固酮调节。醛固酮通过对基因转录的影响，增加顶端膜 Na^+ 通道、K^+ 通道的活性和基侧膜 Na^+-K^+-ATP 酶的活性，促进 Na^+ 的重吸收和 K^+ 的分泌。因 Na^+ 的重吸收超过 K^+ 的分泌，可产生显著的管腔负电位，从而驱动 Cl^- 经旁细胞途径重吸收。保钾利尿药通过直接拮抗醛固酮受体或抑制管腔膜上的 Na^+ 通道而产生作用，因 Na^+ 重吸收减少可使 K^+ 分泌减弱，故具有保钾作用。

碳酸酐酶抑制药主要作用于近曲小管。在近曲小管与利尿作用关系密切的是 $NaHCO_3$ 和 NaCl 的重吸收。$NaHCO_3$ 的重吸收由近曲小管上皮细胞顶端膜的 Na^+-H^+ 交换体所触发，吸收进入细胞内的 Na^+ 由基侧质膜的 Na^+-K^+-ATP 酶泵入细胞间质，H^+ 则进入管腔与 HCO_3^- 形成 H_2CO_3。生成的 H_2CO_3 由碳酸酐酶（carbonic anhydrase，CA）催化脱水成为 CO_2 和 H_2O，CO_2 迅速进入细胞再由 CA 水化成 H_2CO_3。H_2CO_3 分解后，H^+ 用于 Na^+-H^+ 交换，HCO_3^- 通过基侧质膜进入血液。碳酸酐酶抑制药通过抑制 CA 活性而抑制近曲小管 $NaHCO_3$ 的重吸收而产生作用，但 Na^+ 在集合管重吸收会大大增加，使 K^+ 的分泌增多，因此，碳酸酐酶抑制药主要造成尿中 HCO_3^-、K^+ 的排出增多。

三、常用的利尿药

（一）袢利尿药

本类药物利尿作用快速而强大，不易导致酸中毒，是目前最有效的利尿药。常用药物有呋塞米、依他尼酸、托拉塞米和布美他尼，主要用于急性肺水肿和脑水肿、其他严重水肿、急慢性肾功能衰竭、高钙血症的治疗，以及加速某些毒物的排泄。长期应用本类药物易引起水与电解质紊乱，多数患者可出现高尿酸血症，但临床痛风的发生率较低。肾功能不全或同时使用其他耳毒性药物时可导致耳聋。少数患者可出现白细胞、血小板减少，可引起恶心、呕吐，大剂量可出现胃肠出血，也可使血糖、LDL 胆固醇和甘油三酯升高，降低 HDL 胆固醇。对磺胺过敏的患者使用呋塞米、托拉塞米和布美他尼可发生交叉过敏反应。依他尼酸较少引起过敏反应。

1. 呋塞米

呋塞米（furosemide），又称速尿，是磺胺的衍生物。本药口服易吸收，生物利用度为 50%～70%，血浆蛋白结合率 95%～99%，主要分布于细胞外液。口服后，约 30 分钟起效，维持时间 6～8 小时；静脉注射约 5 分钟起效，维持时间 2～3 小时。大部分药物以原形经肾脏近曲小管阴离子转运机制分泌，并随尿排出。血浆消除半衰期约为 1 小时。静脉注射后，呋塞米能迅速扩张容量血管，减少回心血量，在利尿作用发生之前即可缓解急性肺水肿。由于利尿使血液浓缩，血浆渗透压增高，也有利于消除脑水肿。对心力衰竭的患者，呋塞米能迅速降低左心室充盈压，减轻肺淤血。呋塞米还用于其他利尿药无效的严重水肿、急性肾衰竭、肾脏血流灌注不足、高钙血症、急性药物中毒等的治疗。长期或大剂量应用时，常出现电解质紊乱，表现为低血容量、低血钾、低血钠、低血镁、低氯性碱血症，以低血钾最为常见；也可引起眩晕、耳鸣、听力减退或暂时性耳聋，呈剂量依赖性，尤其在肾功能不全或并用氨基糖苷类抗生素时较易发生耳毒性。呋塞米还会引起高尿酸血症、高血糖症、血尿等，糖尿病、痛风症、严重肾功能衰竭者应禁用。

2. 托拉塞米

托拉塞米（torasemide），为长效的吡啶磺酰脲类强效袢利尿药，1993 年首次在比利时上市。其作用机制与呋塞米类似，但利尿作用强，为呋塞米的 2～4 倍。排 K^+ 量明显低于呋塞米，对 Mg^{2+}、尿酸、糖和脂质类物质无明显影响。临床上适用于治疗中重度水肿及肺水肿、急慢性肾衰竭、急慢性心力衰竭、高血压危象等。托拉塞米耐受性良好，最常见的不良反应为头痛、头昏、恶心、虚弱、呕吐、高血糖、直立性低血压、疲倦和消化不良等，但多为一过性，且症状较轻，长期使用仍需监测血电解质。

3. 布美他尼

布美他尼（bumetanide）是呋塞米的衍生物，与呋塞米相比，具有高效、速效、低毒的特点，利尿强度是呋塞米的 40～60 倍。本药口服吸收迅速且完全，服药后 30 分钟内起效，1～2 小时血药浓度达峰值，作用维持时间 4～6 小时，生物利用度为 95%，血浆蛋白结合率为 95%，血浆半期为 1.5 小时。静脉注射 5 分钟出现利尿作用，30 分钟达到高峰，维持时间 2～3 小时。主要以原形经肾排泄，24 小时内可排出用药剂量的 65%。不良反应轻，耳毒性为呋塞米的 1/6，大剂量可出现肌肉疼痛和痉挛。临床上用于治疗各种顽固性水肿及急性肺水肿；对高血压患者，当噻嗪类药物疗效不佳，尤其是伴有肾功能不全或出现高血压危象时，可用布美他尼。布美他尼也可用于急性药物或毒物中毒，对急慢性肾功能衰竭患者尤为适宜。孕妇及对磺胺类药物过敏、肝性脑病、低血容量和尿道阻塞的患者禁用布美他尼。

4. 依他尼酸

依他尼酸（ethacrynic acid）为非磺胺类袢利尿药，利尿作用与呋塞米相似，但毒性较大，易引起耳毒性，且可能发生永久性耳聋。对磺胺类利尿药过敏者可选用依他尼酸。

（二）噻嗪类利尿药

本类药物利尿效能相似，但起效快慢及作用持续时间各不相同，常用的有氢氯噻嗪（hydrochlorothiazide）、氯噻嗪（chlorothiazide），其他类似噻嗪类的利尿药有吲达帕胺（indapamide）、氯噻酮（chlortalidone）、氯酞酮、美托拉宗（metolazone）等。

噻嗪类利尿药在临床上常作为基础降压药，以加强其他降压药效果，早期通过利尿、减少血容量而降压，长期用药则通过扩张外周血管而产生降压作用。也用于治疗各种原因引起的水肿，对轻度、中度心源性水肿疗效较好，既可消除组织水肿，又可降低血容量，减轻心脏负荷，从而改善心功能，增加心输出量，是慢性心功能不全的常用药。对肾性水肿、肾功能受损轻者效果较好。肝性水肿患者，应注意防止低血钾诱发肝性脑病。噻嗪类利尿药还具有抗利尿作用，主要用于肾性尿崩症及用加压素无效的中枢性尿崩症。其作用机制可能与抑制磷酸二酯酶，增加远曲小管和集合管细胞的环磷酸腺苷（cAMP）含量，使水的重吸收增加有关。同时，由于排钠作用，降低血浆渗透压，明显减轻尿崩症患者的口渴感而减少饮水量，使尿量减少。

噻嗪类利尿药的主要不良反应是电解质紊乱，如低血钾、低血钠、低血镁、低氯性碱血症等，还可引起高尿酸血症、高血糖和高脂血症。因可促进远曲小管对 Ca^{2+} 的重吸收，久用可致高血钙。与磺胺类药有交叉过敏反应，可见皮疹、皮炎等，偶见严重过敏反应。

（三）保钾利尿药

1. 螺内酯

螺内酯（spironolactone）又称安体舒通（antisterone），是醛固酮的竞争性拮抗剂，仅在体内有醛固酮存在时才发挥利尿作用。螺内酯的利尿作用弱，起效缓慢而持久。临床用于治疗与醛固酮升高相关的顽固性水肿，对肝硬化和肾病综合征水肿患者较有效，可用于高血压的辅助治疗。与噻嗪类利尿药合用，可增强利尿效果和预防低钾血症。螺内酯久用易发生高钾血症，尤其是肾功能不全的患者，用药期间应注意监测血钾水平。

2. 氨苯蝶啶和阿米洛利

氨苯蝶啶（triamterene）和阿米洛利（amiloride）均为保钾利尿药，但与螺内酯不同，并非竞争性拮抗醛固酮，而是通过阻滞管腔 Na^+ 通道而减少 Na^+ 的重吸收，同时减少钾的分泌，产生排 Na^+、利尿、留 K^+ 的作用。氨苯蝶啶主要在肝脏代谢，代谢产物由肾排泄，少量经胆汁分泌。阿米洛利主要以原形经肾排泄，作用持续时间比氨苯蝶啶长。临床上氨苯蝶啶和阿米洛利常与排钾利尿药合用于治疗顽固性水肿。不良反应少，偶见恶心、呕吐、腹泻等消化道症状，长期服用可致高钾血症，有高钾血症倾向者禁用。

（四）碳酸酐酶抑制药

碳酸酐酶抑制药，代表药物为乙酰唑胺（acetazolamide），又称醋唑磺胺（diamox），是磺胺的衍生物，化学结构中的磺胺基是其活性的必需基团。乙酰唑胺利尿作用较弱，已很少作为利尿药使用，但仍有其他的用途。其对眼睫状体和脉络丛等肾脏外部位的碳酸酐酶有抑制作用，可以减少房水和脑脊液生成，降低眼内压、脑脊液及脑组织的 pH 值。本品对多种类型的青光眼有效，提前 24 小时口服乙酰唑胺可预防急性高山病。本品还可用于纠正代谢性碱中毒和癫痫的辅助治疗。患者长期服用可致高氯性酸中毒、磷酸盐尿、高钙尿症和失钾，与磺胺类药有交叉过敏反应。

第一部分　泌尿系统

　　第二节　脱水药

　　脱水药又称渗透性利尿药，是一类能使组织脱水的小分子非电解质类药物。大量静脉注射给药后，可升高血浆渗透压，可产生组织脱水作用。当这些药物通过肾脏时，肾小管液渗透压升高，使水和部分离子的排出增多，产生渗透性利尿作用。渗透性利尿药容易经肾小球滤过，一般不易被肾小管再吸收，不易从血管透入组织液中。临床可用于治疗脑水肿、青光眼及预防急性肾衰竭，但不宜用于治疗全身性水肿。

一、甘露醇

　　甘露醇（mannitol）又称甘露糖醇，为己六醇结构，广泛分布于多种陆地和海洋植物中。临床主要用其20%的高渗溶液静脉注射或静脉滴注；静脉注射后，能迅速提高血浆渗透压，产生组织脱水作用和渗透性利尿作用。甘露醇可降低颅内压和眼压，是治疗脑水肿、降低颅内压安全而有效的首选药，也用于青光眼急性发作和术前应用。在少尿时，若及时应用甘露醇，可通过脱水作用减轻肾间质水肿，其渗透利尿作用能稀释肾小管内有害物质，保护肾小管，使其免于坏死，因此可用于急性肾衰竭的预防。甘露醇口服则可造成渗透性腹泻，可用于促进胃肠道毒性物质的排出。甘露醇注射过快时可引起一过性头痛、眩晕、畏寒和视物模糊等。静脉给药可因增加循环血量而加重心脏负荷，慢性心功能不全者禁用。活动性颅内出血者也要禁用。

二、山梨醇

　　山梨醇（sorbitol），是甘露醇的同分异构体，易溶于水，一般制成25%的高渗溶液使用；在体内大部分转化为果糖，作用较弱；临床应用与不良反应同甘露醇。

三、高渗葡萄糖

　　临床将50%的葡萄糖注射液称为高渗葡萄糖（hypertonic glucose）注射液，静脉注射后，具有脱水及渗透性利尿作用。因其可部分地从血管弥散进入组织中，且易被代谢，故作用弱而不持久。停药后，可出现颅内压回升而引起反跳，临床上一般与甘露醇或山梨醇合用治疗脑水肿和急性肺水肿。

　　第三节　治疗排尿功能障碍的药物

　　排尿功能障碍包括储尿期功能障碍和排尿期功能障碍，前者表现为尿频、尿急、尿痛、尿失禁等，后者表现为排尿困难、尿流中断、尿潴留等。膀胱逼尿肌和尿道内括约肌受交感和副交感神经双重支配。副交感神经释放乙酰胆碱（acetylcholine，ACh），激动M受体，使膀胱逼尿肌收缩和尿道内括约肌舒张，促进排尿。交感神经通过释放去甲肾上腺素（noradrenaline，NA 或 norepinephrine，NE），激动 β 受体，使膀胱逼尿肌松弛，膀胱容量增大，膀胱内压降低；激动 α 受体，使尿道内括约肌收缩，可以阻止尿液的排放。影响膀胱和尿道平滑肌收缩或神经调节的药物可以改善排尿功能障碍症状。

一、治疗储尿期功能障碍的药物

（一）M 胆碱受体阻断药

M 胆碱受体（M 受体）主要分布于副交感神经节后纤维所支配的效应器细胞，激动时表现为心脏抑制、血管扩张、内脏平滑肌收缩、瞳孔缩小及腺体分泌增加等。现已发现，M 受体有五种亚型，分别为 M_1、M_2、M_3、M_4 和 M_5。所有亚型在膀胱均有分布，其中，M_2 与 M_3 占绝大多数，而 M_2 受体在数量上占绝对优势。M 受体在膀胱体部的密度最高。目前普遍认为 M_3 受体是正常膀胱收缩的主要受体亚型，M_3 受体通过与膀胱逼尿肌中的 G 蛋白耦联，激活磷脂酶 C，促进三磷酸肌醇（inositol 1，4，5 triphosphate，IP_3）与二酰甘油（diacylglycerol，DAG）的生成。作为第二信使升高细胞内钙离子的浓度，使膀胱逼尿肌收缩。M 胆碱受体阻断药阻碍 ACh 与 M 受体结合，使膀胱逼尿肌松弛，尿道括约肌收缩。临床可用于缓解膀胱过度活动所致的尿频、尿急和急迫性尿失禁症状。M 胆碱受体阻断药是目前治疗膀胱过度活动症的一线药，主要包括曲司氯铵、奥昔布宁、托特罗定、索利那新等。

1. 曲司氯铵

曲司氯铵（trospium chloride）为人工合成的托品酸的衍生物，属非选择性 M 受体阻断药，作用类似于阿托品；主要通过与内源性神经递质乙酰胆碱竞争性结合突触后膜 M 受体而发挥抗胆碱作用，能有效降低膀胱平滑肌的紧张度，缓解膀胱逼尿肌痉挛，增加膀胱容量；临床上用于治疗膀胱过度刺激引起的尿频、尿急和尿失禁。本品脂溶性低，不易通过血脑屏障，对中枢神经系统作用弱。不良反应常见有口干、便秘、视力模糊、皮肤干燥、心动过速、尿潴留、胃胀气等。本品禁用于尿潴留、胃潴留以及未控制的闭角型青光眼患者。

2. 奥昔布宁

奥昔布宁（oxybutynin）为叔胺类抗胆碱药，兼有抗 M 样作用和直接松弛平滑肌的作用，还有局部麻醉作用，对膀胱选择性较高。本品临床用于膀胱过度活跃所致的尿频、尿急和尿失禁的治疗。不良反应常见有口干、消化不良、头痛、便秘和眼睛发涩等。

3. 托特罗定

托特罗定（tolterodine）是膀胱平滑肌高选择性 M 受体阻断药，通过阻断 M_3 受体与乙酰胆碱结合而抑制膀胱逼尿肌收缩，起到改善尿急、尿频、急迫性尿失禁等症状。口干、便秘、肠胃道等不良反应发生率低。

4. 索利那新

索利那新（solifenacin）是选择性 M_3 受体阻断药。对膀胱 M_3 受体亲和力高，可抑制膀胱逼尿肌收缩。本品临床主要用于治疗膀胱过度活动症，可明显改善尿频、尿急和尿失禁症状。口干、便秘及视觉模糊等不良反应较托特罗定轻，耐受性较好。

(二) β肾上腺素受体激动药

β肾上腺素受体（β受体）有 $β_1$、$β_2$、$β_3$ 三种亚型，在膀胱均有表达。$β_2$ 受体是介导膀胱逼尿肌舒张的主要亚型，$β_3$ 受体在膀胱逼尿肌分布数量最多。β 受体与激动药结合后，通过 G 蛋白介导，可激活腺苷酸环化酶（AC），促进 ATP 降解为 cAMP，作为第二信使，cAMP 激活 cAMP 依赖性蛋白激酶 A，使钾离子通道开放，肌细胞 L 型钙离子通道关闭，导致膀胱逼尿肌松弛。

米拉贝隆（mirabegron）是一种 $β_3$ 受体激动药，主要通过作用于膀胱逼尿肌上的 $β_3$ 受体来抑制储尿期膀胱的自主收缩，从而增加膀胱顺应性和延迟排尿反射，有效减少排尿次数，改善膀胱过度活动所造成的尿频、尿急与尿失禁，临床上主要用于膀胱过度活动症。与 M 受体阻断药不同，米拉贝隆在增加膀胱容量和减少排尿次数的同时并不影响排尿期的压力和残余尿量。米拉贝隆的主要不良反应为升高血压及急性尿潴留。严重高血压或未控制的高血压患者建议暂不使用该药物。因米拉贝隆可能会增加急性尿潴留的风险，有膀胱出口梗阻的患者建议不要使用该药物。

(三) 其他

1. 黄酮哌酯

黄酮哌酯（flavoxate）具有抑制腺苷酸环化酶、磷酸二酯酶的作用和拮抗膀胱平滑肌细胞膜钙离子通道，并有弱的抗毒蕈碱作用，因而对尿路平滑肌具有选择性解痉作用。本品适用于尿频、尿急、尿痛、排尿困难及尿失禁等症状。不良反应可出现胃部不适、恶心、呕吐、口渴、嗜睡、视力模糊、心悸及皮疹等。

2. 普罗贝林

普罗贝林（probelin）药理作用与黄酮哌酯相似，但具有更高的膀胱选择性抗胆碱作用及平滑肌的钙拮抗作用，且口渴、排尿困难等副作用较少。本品适应证为神经性膀胱炎、神经性尿频、慢性膀胱炎及慢性前列腺炎所引起的尿频和尿失禁。

二、治疗排尿期功能障碍的药物

(一) α肾上腺素受体阻断药

α肾上腺素受体（α受体）有 $α_1$ 与 $α_2$ 两种亚型。$α_1$ 受体主要分布于血管平滑肌及瞳孔开大肌，激动时引起血管收缩、瞳孔扩大。$α_2$ 受体主要分布于去甲肾上腺素能神经的突触前膜上，激动时可产生负反馈调节作用，减少去甲肾上腺素的释放。$α_1$ 受体又分为 $α_{1A}$、$α_{1B}$、$α_{1D}$ 三种亚型。分布于尿道、膀胱颈部及前列腺平滑肌的 $α_1$ 受体主要为 $α_{1A}$ 受体。$α_1$ 受体与肾上腺素或去甲肾上腺素结合后，激活磷脂酶 C，通过第二信使（三磷酸肌醇和二酰甘油）促进内质网中钙离子的释放，介导平滑肌和心肌的收缩。在泌尿生殖系统中，α 受体阻断药常用于排尿期症状的治疗。

1. 非选择性α受体阻断药

（1）酚苄明（phenoxybenzamine），属长效非选择性 α 受体阻断药，可与 α 受体形成牢固的共价键，具有起效慢、作用强而持久的特点。除能阻断 α 受体外，酚苄明在高浓度时还有抗 5-羟色胺（5-HT）和抗组胺作用。在临床上，酚苄明可用于治疗前列腺增生引起的阻塞性排尿困难，可明显改善症状，可能与阻断前列腺和膀胱颈部的 $α_1$ 受体有关。

用药后可出现直立性低血压、反射性心动过速、头痛、头晕、乏力等症状，可能与突触前膜 α_2 受体被阻断有关，也可能与血管平滑肌或中枢 α 受体被阻断有关。

（2）酚妥拉明（phentolamine），属短效非选择性 α 受体阻断药，能竞争性阻断 α 受体，对 α_1 和 α_2 受体具有相似的亲和力，也能阻断 5-HT 受体和激动 M 胆碱受体。酚妥拉明通过阻断前列腺平滑肌和尿道括约肌的 α 受体，解除尿道括约肌痉挛，降低尿道阻力，同时激动 M 胆碱受体促进逼尿肌收缩，从而改善前列腺增生引起的尿潴留和排尿困难症状。酚妥拉明口服或直接阴茎海绵体注射也可用于诊断或治疗阳痿。

2. 选择性 α_1 受体阻断药

选择性 α_1 受体阻断药对去甲肾上腺素能神经末梢突触前膜 α_2 受体无明显作用，因此，在缓解排尿期症状的同时，无反射性心动过速，直立性低血压也较非选择性 α 受体阻断药明显减轻。目前主要应用的长效 α_1 受体阻断药有哌唑嗪（prazosin）、特拉唑嗪（terazosin）、阿夫唑嗪（alfuzosin）和多沙唑嗪（doxazosin）。研究表明，前列腺主要分布 α_{1A} 受体，而 α_{1B} 受体主要存在于血管，对 α_{1A} 受体阻断作用强的选择性 α_1 受体阻断药直立性低血压的发生率会进一步降低，如坦洛新（tamsulosin）、萘哌地尔（naftopidil）和西洛多辛（silodosin）等。

（二）其他

1. 卡巴胆碱

卡巴胆碱（carbachol）为胆碱酯类 M 受体激动药。本品化学性质稳定，不易被胆碱酯酶水解，对 M、N 胆碱受体均有激动作用。卡巴胆碱对膀胱作用明显，可用于治疗术后尿潴留。禁忌证为支气管哮喘、冠状动脉缺血和溃疡病。

2. 新斯的明

新斯的明（neostigmine）属季铵类化合物，是易逆性的抗胆碱酯酶药，通过抑制乙酰胆碱酯酶（acetylcholinesterase，AChE）的活性而发挥拟胆碱作用。本品对膀胱平滑肌有较强的选择性，明显增强膀胱逼尿肌张力，促进排尿，临床可用于尿潴留的治疗。同类药物还有吡斯的明（pyridostigmine）。

（林明琴）

讨论：

水肿是肾病综合征（nephrotic syndrome，NS）患者最常见的临床表现，利尿药是消除水肿的有效手段。肾病综合征患者应如何合理使用利尿药？

小结与思考

1. 利尿药分为袢利尿药、噻嗪类利尿药、保钾利尿药和碳酸酐酶抑制药。利尿药如何利尿？懂得尿生成的过程，即可明白利尿药能使尿量明显增加的关键作用环节。从肾小管的不同部位及集合管对水和电解质的重吸收特点,便能正确理解各类利尿药利尿作用的机制。

2. 脱水药能使组织脱水和产生渗透性利尿作用,常用药物有20%甘露醇、25%山梨醇、50%葡萄糖,这些药物通过影响哪些环节使水和电解质的重吸收减少而发挥渗透性利尿作用呢?它们有哪些共同特点?

3. 治疗排尿功能障碍的药物如何实现排尿功能的调节呢?回顾膀胱和尿道平滑肌的神经支配、膀胱和尿道平滑肌受体的分布及其效应相关知识,可以找到药物治疗排尿异常的策略。此外,能否从另外的角度考虑,寻找药物治疗排尿异常的可能策略?

单项选择题

1. 呋塞米的利尿作用的分子机制为_____。
   A. 作用于髓袢升支粗段髓质部和皮质部,抑制管腔膜侧的 $Na^+ - K^+ - 2Cl^-$ 共转运体
   B. 作用于髓袢升支粗段髓质部,抑制管腔膜侧的 $Na^+ - K^+ - 2Cl^-$ 共转运体
   C. 作用于髓袢升支粗段髓质部和皮质部,阻滞 Na^+ 通道,抑制 NaCl 重吸收
   D. 作用于近曲小管,抑制细胞内 H^+ 形成
   E. 作用于远曲小管和集合管,竞争醛固酮受体

2. 呋塞米没有下列哪一种不良反应?_____。
   A. 水和电解质紊乱 B. 耳毒性
   C. 胃肠道反应 D. 高尿酸血症
   E. 减少 K^+ 外排

3. 不具有对抗醛固酮作用的保钾利尿药是_____。
   A. 呋塞米 B. 乙酰唑胺 C. 螺内酯 D. 氨苯蝶啶
   E. 氢氯噻嗪

4. 关于噻嗪类利尿药的不良反应,错误的是_____。
   A. 低血钾 B. 低血镁 C. 低氯性碱血症 D. 低钙血症
   E. 高尿酸血症

5. 关于渗透性利尿药的特点,错误的是_____。
   A. 静脉注射后不易通过毛细血管进入组织
   B. 使血浆中渗透压降低
   C. 易经肾小球滤过
   D. 不易被肾小管再吸收
   E. 在体内不易被代谢

6. 下列不能用于治疗膀胱过度活动症的药物是_____。
   A. 曲司氯铵 B. 托特罗定 C. 索利那新 D. 卡巴胆碱
   E. 米拉贝隆

(林明琴)

参考答案
1—6　AEDDBD

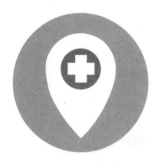

第二部分 | 男性生殖系统

生殖系统（reproductive system）的主要功能是产生生殖细胞，繁衍后代，分泌性激素，形成并维持第二性征。男性生殖系统（图ⅱ）和女性生殖系统均由内生殖器和外生殖器组成。内生殖器包括生殖腺、输送管道和附属腺，外生殖器以两性交接的器官为主。因男性尿道具有排尿和排精作用，因此，男性生殖系统与泌尿系统合一叙述，而女性生殖系统与内分泌系统合一叙述。

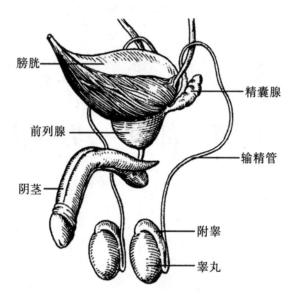

图ⅱ 男性生殖系统示意

第五章 男性生殖系统的解剖

男性生殖系统包括内生殖器和外生殖器。内生殖器由生殖腺（睾丸）、输精管道（附睾、输精管、射精管）、男性尿道和附属腺（精囊、前列腺和尿道球腺）组成。睾丸产生的精子，暂时储存在附睾内，当射精时，精子经输精管、射精管和尿道排出体外。附属腺的分泌物参与精液的组成。外生殖器由阴囊和阴茎组成。

第一节 睾丸

一、睾丸的位置和形态

睾丸（testis）为男性的生殖腺，是产生精子和分泌雄激素的器官（图5-1）。睾丸位于阴囊内，左、右各一，左侧较右侧稍低，呈微扁的椭圆形，表面光滑，分上、下端，前、后缘和内、外侧面。上端被附睾头遮盖，下端游离；前缘游离，后缘称系膜缘，有血管、神经和淋巴管出入；内侧面较平坦，与阴囊中隔相邻，外侧面较隆凸，与阴囊壁相贴。睾丸的大小随年龄的增长而发生变化，在性成熟以前发育缓慢，随着性成熟而迅速生长。新生儿的睾丸相对较大，老年人的睾丸随着性功能的衰退而慢慢萎缩变小。

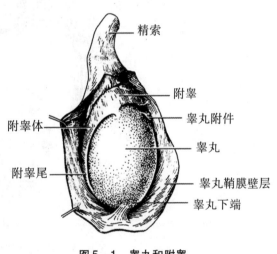

图5-1 睾丸和附睾

二、睾丸的内部结构

睾丸的表面从浅至深包有两层膜：睾丸白膜和血管膜。白膜为一层坚厚的纤维膜，此膜在睾丸后缘增厚，突入睾丸内形成睾丸纵隔，由此从睾丸纵隔再向四周呈放射状发出许多的睾丸小隔，伸入睾丸实质内，将睾丸实质分为100～200个睾丸小叶。每个小叶内含有2～4条生精小管（又称精曲小管），其上皮细胞能产生精子。生精小管之间的结缔组织内有间质细胞，能分泌雄激素。生精小管在小叶尖部汇合成直精小管（又称精直小管），进入睾丸纵隔交织成睾丸网；再自此发出12～15条睾丸输出小管，经睾丸后缘的上部进入附睾头（图5-2）。

血管膜位于白膜深面，是由睾丸动脉及其伴行的静脉所构成，具有调节睾丸内温度的作用。睾丸实质内的血液主要来自血管膜内的血管。

在睾丸白膜外面还有一层膜，为睾丸固有鞘膜。睾丸固有鞘膜是由腹膜鞘突的远侧部形成的。在胚胎时期，腹膜鞘突随着睾丸下降进入阴囊。睾丸进入阴囊后，腹膜鞘突的近侧部闭锁形成鞘韧带，远侧部形成单独的囊，包裹睾丸和附睾。睾丸固有鞘膜有脏、壁两层。脏层覆盖于睾丸和附睾白膜外面，在睾丸后缘、附睾和精索下端的后面折转向前移行成壁层。脏、壁两层之间形成鞘膜腔，腔内有少量液体，利于睾丸在阴囊内的活动。

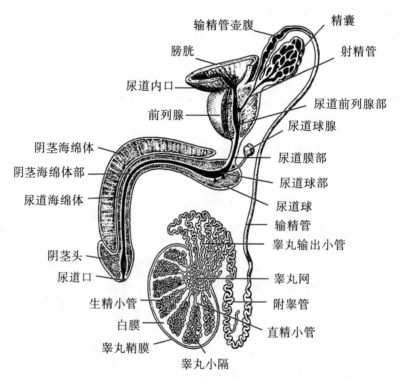

图5-2　睾丸、附睾的结构及排精途径

三、睾丸的血管、淋巴管和神经

（一）睾丸的血管

1. 睾丸的动脉

睾丸的血供主要来自睾丸动脉，睾丸动脉来自腹主动脉，沿腰大肌下行到腹股沟管腹环，进入精索，再下降到阴囊，在睾丸后缘上端发出分支（图5-3）。

2. 睾丸的静脉

睾丸和附睾的静脉汇合成蔓状静脉丛，进入盆腔后汇合成睾丸静脉。左侧睾丸静脉以直角注入左肾静脉，右侧睾丸静脉以锐角注入下腔静脉。临床上如蔓状静脉丛异常扩张和迂曲可导致精索静脉曲张，一般多发生在左侧。由于静脉血回流受阻，睾丸功能受到影响，可引起不育症（图5-4）。

（二）睾丸的淋巴管

睾丸的淋巴管沿睾丸血管上行，注入腰淋巴结，一部分淋巴管注入髂总淋巴结。

（三）睾丸的神经

睾丸的神经，经由主动脉丛及肾丛的交感神经纤维到达睾丸交感神经丛。生殖股神经的生殖支供应提睾肌及睾丸各被膜。

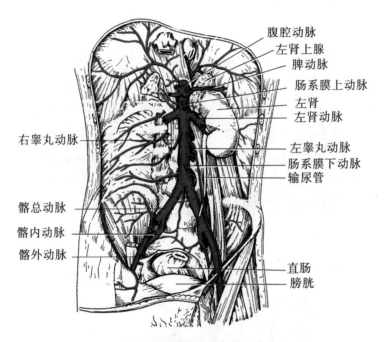

图5-3 腹主动脉及其分支

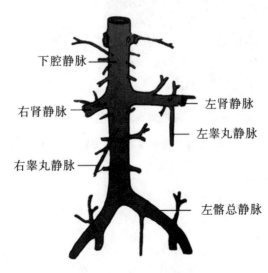

图5-4 下腔静脉及其属支

四、生精小管

生精小管（seminiferous tubule）为高度弯曲的复层上皮性管道。成人的生精小管长30～70 cm，直径150～250 μm，管壁厚60～80 μm，由生精上皮（spermatogenic epithelium）构成。生精上皮由支持细胞和5～8层生精细胞（spermatogenic cell）组成。生精上皮基膜明显，基膜外侧有胶原纤维和梭形的肌样细胞（myoid cell）。肌样细胞收缩有助于精子排出（图5-5至图5-7）。

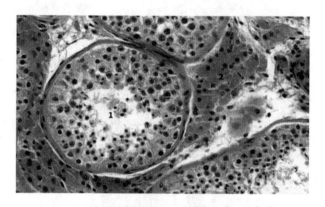

1. 生精小管；2. 睾丸间质。

图5-5 生精小管和睾丸间质光镜（HE染色）

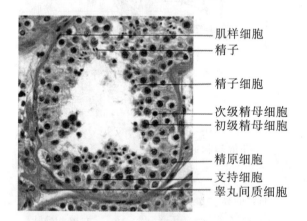

图5-6 生精小管和睾丸间质光镜（HE染色）

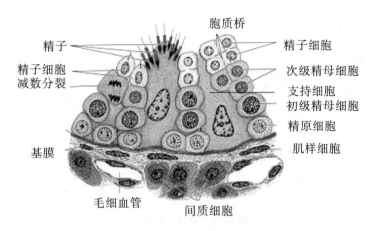

图 5-7 生精细胞与支持细胞关系模式

（一）生精细胞与精子的发生

生精细胞包括精原细胞、初级精母细胞、次级精母细胞、精子细胞和精子，从上皮基底面到腔面依次发生。从精原细胞发育成为精子的过程称精子发生（spermatogenesis），经历了精原细胞的增殖、精母细胞的成熟分裂和精子形成 3 个阶段（图 5-8、图 5-9），在人类需 64±4.5 天方可完成。

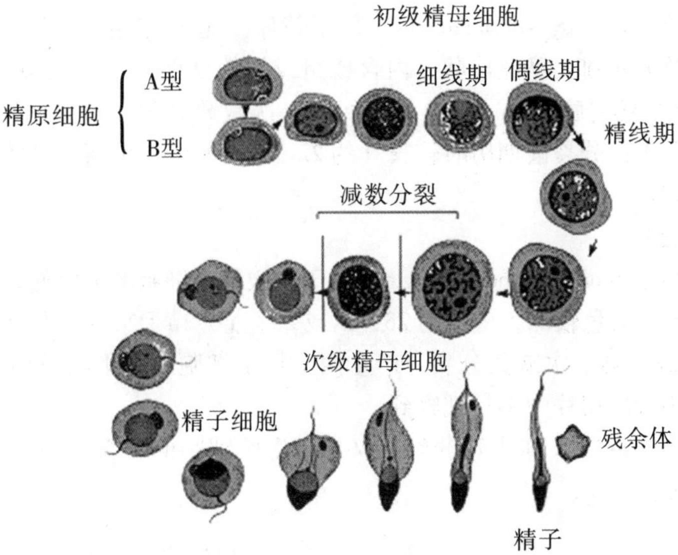

图 5-8 精子发生示意

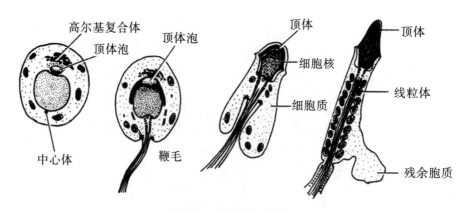

图 5-9　精子形成模式

1. 精原细胞

精原细胞（spermatogonium）来源于胚胎时期的原始生殖细胞，紧贴生精上皮的基膜，呈圆形或卵圆形，直径约 12 μm。精原细胞分为 A、B 两型。A 型精原细胞核卵圆形，染色质深染，是生精细胞中的干细胞，其不断地分裂增殖，一部分子细胞继续作为干细胞，另一部分分化为 B 型精原细胞。B 型精原细胞核圆形，核周边有较粗的染色质颗粒。B 型精原细胞经过数次分裂后，分化为初级精母细胞。

2. 初级精母细胞

初级精母细胞（primary spermatocyte）位于精原细胞近腔侧，细胞圆形，体积较大，直径约 18 μm。核大而圆，呈丝球状，内含或粗或细的染色质丝，核型为 46，XY。初级精母细胞经过 DNA 复制后（4n DNA），进行第一次减数分裂，形成两个次级精母细胞。由于第一次减数分裂的分裂前期历时较长（约 22 天），所以在生精小管的切片中较容易观察到初级精母细胞。

3. 次级精母细胞

次级精母细胞（secondary spermatocyte）位于初级精母细胞的近腔侧，细胞圆形，直径约 12 μm。核圆形，染色较深，核型为 23，X 或 23，Y（2n DNA）。次级精母细胞不进行 DNA 复制，迅速进入第二次减数分裂，产生两个精子细胞。由于次级精母细胞存在时间短，因此在生精小管的切片中不易观察到。

减数分裂（meiosis）又称成熟分裂，仅见于生殖细胞的发育过程，经过两次减数分裂，染色体数目减少一半。

4. 精子细胞

精子细胞（spermatid）由次级精母细胞分裂而来，精子细胞为单倍体，核型为 23，X 或 23，Y（1n DNA），位于近腔面，细胞圆形，直径约 8 μm。核大而圆，染色质细密。精子细胞不再分裂，经过复杂的形态变化，由圆形逐渐转变为蝌蚪状的精子，这一过程称精子形成（spermiogenesis）。精子形成的主要变化是：①核染色质高度浓缩，核变长并移向细胞的一侧，构成精子头部的主要结构；②由高尔基复合体形成顶体泡，顶体泡相互融合增大，形成帽状覆盖核的头端，形成顶体（acrosome）；③中心体迁移到细胞核的另一侧，其中一个中心粒的微管延长，形成轴丝，成为精子尾部（或称鞭毛）的主要结构；④线粒体聚集，缠绕在轴丝近段周围，形成线粒体鞘；⑤多余的胞质汇聚于尾侧，形成残余胞质，最后脱落（图5-9）。

5. 精子

精子（spermatozoon）形似蝌蚪，长约60 μm，可分为头、尾两部（图5-10、图5-11）。头部嵌入支持细胞的顶部胞质中，尾部游离于生精小管腔内。头部正面观呈卵圆形，侧面观呈梨形，长4～5 μm。头内有一个高度浓缩的细胞核，核的前2/3有顶体覆盖。顶体是特殊的溶酶体，内含多种水解酶，如顶体素、透明质酸酶、磷酸酯酶等，在受精过程中发挥重要作用。尾部是精子运动的主要装置，可分为颈段、中段、主段和末段四部分。构成尾部全长的轴心是轴丝，由9+2排列的微管组成。轴丝外有9根纵行外周致密纤维。颈段短，内含中心粒。中段的外侧包有线粒体鞘，是精子的能量供应中心。主段最长，外周致密纤维外方有纤维鞘，这两种结构均可以辅助精子运动。末段短，其内仅有轴丝。

在精子发生过程中，一个精原细胞增殖分化所产生的各级生精细胞，其胞质并未完全分开，有胞质桥（intercellular cytoplasmic bridge）相连，形成同步发育的同源细胞群（图5-7）。胞质桥的存在有利于细胞间信息传递，保证同源生精细胞同步发育。但从生精小管全长来看，精子发生是不同步的。因此，在睾丸组织切片上，可见生精小管不同断面具有不同发育阶段的生精细胞组合。

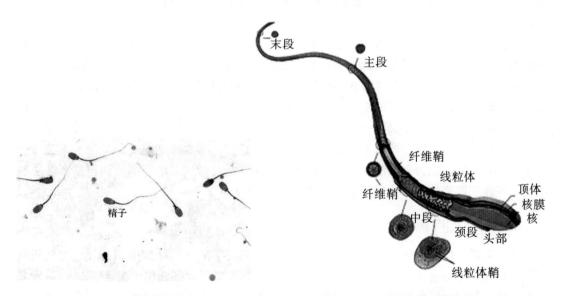

图5-10 精子涂片　　　　图5-11 精子超微结构模式

精子发生和形成须在低于体温2～3℃的环境中进行，故隐睾患者因精子发生障碍而不育。在精子发生和形成过程中，可受遗传、环境、物理和化学等多种因素的影响，造成精子成熟障碍，出现无精、少精、弱精和畸形精子等问题，如光镜可见的双头或双核、大头、小头、不规则形头、无尾、双尾、短尾精子等，电镜可见的无顶体或小顶体精子，以及线粒体鞘等结构异常的精子。在有生育力的男子的精液中，畸形精子可占20%～40%，机体感染、创伤、辐射、内分泌失调等可增加畸形精子的数量，严重者可导致不育。此外，精子表面存在膜抗原，是精子发生、成熟过程的重要标志分子，与受精和胚胎的早期发育密切相关。但其中部分抗原可诱导机体产生相应的自身抗体，影响精子的受精能力，是导致免疫性不育的主要原因。

（二）支持细胞

支持细胞（sustentacular cell）又称Sertoli细胞。每个生精小管的横断面上有8～11个支持细胞。细胞呈不规则长锥形，从生精小管基底一直伸达腔面。侧面和管腔面有很多不规则的凹陷，镶嵌着各级生精细胞，故光镜下支持细胞轮廓不清。核近似卵圆形或呈三角形，染色浅，核仁明显（图5-6、图5-7）。电镜下，胞质内有大量滑面内质网和一些粗面内质网，高尔基复合体发达，线粒体和溶酶体较多，并有许多脂滴、糖原、微丝和微管。成人的支持细胞不再分裂，数量恒定。相邻支持细胞侧面近基部的胞膜形成紧密连接，将生精上皮分成基底室（basal compartment）和近腔室（adluminal compartment）两部分。基底室位于生精上皮基膜和支持细胞紧密连接之间，内有精原细胞；近腔室位于紧密连接上方，与生精小管管腔相通，内有初级精母细胞、次级精母细胞、精子细胞和精子。生精小管与血液之间存在着血-睾屏障（blood-testis barrier），其组成包括睾丸间质的毛细血管内皮及基膜、结缔组织、生精上皮基膜和支持细胞紧密连接，其中紧密连接的是血-睾屏障的主要结构。血-睾屏障不仅可以阻止血液中某些物质接触生精上皮，形成并维持有利于精子发生的微环境，还能防止精子抗原物质逸出到生精小管外而引发自身免疫反应。

支持细胞具有支持、营养、保护、转运、吞噬和分泌等功能，具体表现为：①对生精细胞起支持、保护和营养作用。②精子成熟后脱落的残余胞质，被支持细胞吞噬和消化。③支持细胞在卵泡刺激素和雄激素的作用下，合成和分泌雄激素结合蛋白（androgen binding protein），这种蛋白可与雄激素结合，以保持生精小管内有较高的雄激素水平，促进精子发生。同时，支持细胞又能分泌抑制素（inhibin），释放入血，可反馈性地抑制腺垂体分泌卵泡刺激素，以维持雄激素结合蛋白分泌量的稳定。④支持细胞还能分泌少量液体进入生精小管管腔，成为睾丸液，有助于精子的运送，而其微丝和微管的收缩可使不断成熟的生精细胞向腔面移动，并促使精子释放入管腔。

五、睾丸间质

睾丸间质，位于生精小管之间，为富含血管和淋巴管的疏松结缔组织，含有睾丸间质细胞（testicular interstitial cell），又称Leydig细胞。该细胞成群或单个分布，呈圆形或多边形，核圆居中，染色较浅，核仁明显，胞质嗜酸性，具有类固醇激素分泌细胞的超微结构特征（图5-6、图5-7）。从青春期开始，睾丸间质细胞在黄体生成素刺激下，分泌雄激素（androgen），包括睾酮、雄烯二酮、双氢睾酮等。血液中90%以上的睾酮由睾丸间质细胞分泌，其余的由肾上腺皮质网状带细胞分泌。雄激素可启动和维持精子发生和男性生殖器官发育，以及维持男性第二性征和性功能。

六、直精小管和睾丸网

生精小管在近睾丸纵隔处变成短而细的直行管道，称直精小管（tubulus rectus）。管壁上皮为单层立方或矮柱状，无生精细胞。直精小管进入睾丸纵隔内分支吻合成网状的管道，称为睾丸网（rete testis），由单层立方上皮组成，管腔大而不规则（图5-12）。来自生精小管的精子经直精小管和睾丸网出睾丸，进入附睾。

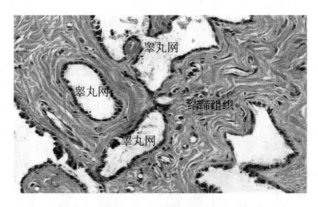

图5-12 睾丸网光镜

七、睾丸功能的内分泌调节和年龄性变化

腺垂体远侧部的促性腺激素细胞，在下丘脑分泌的促性腺激素释放激素（GnRH）作用下，分泌促卵泡激素（FSH，又称卵泡刺激素）和黄体生成素（LH）。在男性，LH又称间质细胞刺激素（ICSH），可刺激间质细胞合成和分泌雄激素；FSH可促进支持细胞合成雄激素结合蛋白，并与雄激素结合，从而保持生精小管含有较高浓度的雄激素，促进精子发生。同时，支持细胞分泌的抑制素和间质细胞分泌的雄激素又可反馈抑制下丘脑分泌GnRH和腺垂体分泌FSH和LH。在生理状态下，各种激素的分泌保持相对恒定，若激素的分泌量或受体发生改变，会影响正常精子发生甚至导致性功能障碍。

幼年期的睾丸生精小管发育不完善，10岁后出现管腔，管壁主要有未分化的精原细胞和支持细胞。青春期以后在垂体促性腺激素的作用下，睾丸发育很快，体积增大，生精小管的生精上皮开始分化，出现各级生精细胞，并有成熟精子产生。25岁左右，睾丸生精细胞和间质细胞的发育最旺盛。30岁以后生精小管开始出现退行性变化。40岁以后间质细胞开始减少，睾丸的生精活动逐渐减退，但睾丸的衰老退化在不同个体差异很大。

第二节 输精管道

一、附睾

（一）附睾的形态和位置

附睾（epididymis）呈新月形，紧贴睾丸的上端和后缘，成年男性附睾长度左侧平均为5.18 cm，右侧平均为5.29 cm，分为头、体、尾三部分。上端膨大为附睾头，通过输出小管与睾丸网相连；中间部分呈圆柱状为附睾体，通过疏松结缔组织与睾丸后缘相连，手术中从体部入手容易分离，又不易损伤周围组织；下端逐渐变细为附睾尾。附睾头由睾丸输出小管进入附睾弯曲盘绕形成，末端汇集成一条附睾管。附睾管迂曲盘回而形成附睾体和附睾尾，附睾尾向内上弯曲移行为输精管（图5-1、图5-2）。在附睾头部有时可见一个有蒂小体，称为附睾附件，一般认为它是胚胎发育时期中肾管的残留。

（二）附睾的内部结构

附睾表面有三层被膜，由外向内分别是鞘膜脏层、白膜和血管膜。在附睾头部矢状切面上，可见结缔组织伸入附睾形成附睾小隔（septula epididymis），并把附睾头部分隔成8~15个锥形小叶样结构，称为附睾小叶（lobule of epididymis）。

附睾可暂时储存精子，并分泌附睾液供给精子营养，促进精子进一步成熟。附睾为结核的好发部位。

（三）附睾的血管、淋巴管和神经

1. 附睾的血管

（1）附睾的动脉。附睾动脉血供来自附睾上、下动脉和输精管动脉的分支。附睾上、下动脉，分别供应附睾头部和体部；输精管动脉末梢支供应附睾尾部。

（2）附睾的静脉。附睾的静脉起源于附睾的管周毛细血管网，在附睾头部上方，与来自睾丸的静脉汇合形成蔓状静脉丛，包绕在睾丸动脉周围，再与输精管构成精索上行。这种解剖学结构使进入睾丸的动脉血（下行）被蔓状静脉丛内的静脉血（上行）充分对流冷却，保证睾丸及时散热，有利于精子生长发育。左侧蔓状静脉丛注入肾静脉，右侧注入下腔静脉。

2. 附睾的淋巴管

附睾的淋巴管丰富，分为深、浅两个毛细淋巴网，最后汇集为集合淋巴管。左侧集合淋巴管注入左腰淋巴结的主动脉外侧淋巴结，右侧集合淋巴管注入右腰淋巴结的腔静脉前、后淋巴结及腔静脉外侧淋巴结。

3. 附睾的神经

上腹下神经丛分支精索中神经，在腹股沟内环处进入精索，发出神经纤维支配附睾及输精管，精索下神经也发出分支支配附睾和输精管。

（四）附睾的组织结构

附睾头部主要由输出小管（efferent duct）组成，体部和尾部由附睾管（epididymal duct）组成（图5-13、图5-14）。

1. 输出小管

输出小管共有8~12根弯曲小管，一端与睾丸网连接，另一端连接于附睾管。输出小管上皮由高柱状纤毛细胞和低柱状细胞相间排列构成，因此，管腔不规则（图5-13）。高柱状细胞游离面有大量纤毛，纤毛摆动可促使精子向附睾管运行。高柱状细胞还有分泌功能。低柱状细胞细胞核靠近基部，核仁明显，胞质中含大量溶酶体及吞饮小泡，可吸收和消化管腔内物质。上皮下面的基膜明显，基膜外有薄层环行平滑肌和少量结缔组织。环形平滑肌的节律性收缩是精子向附睾管转运的动力之一。

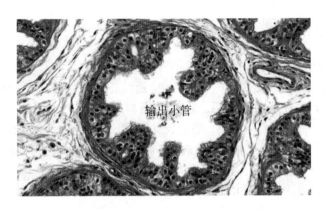

图 5-13　输出小管光镜

2. 附睾管

附睾管为一条长 4～6 m 并极度盘曲的管道，远端与输精管相连，管腔规则，腔内充满精子和分泌物。附睾管上皮为假复层纤毛柱状，由主细胞和基细胞组成。主细胞在附睾管起始段为高柱状，而后逐渐变低，至末段转变为立方形。细胞游离面有成束的静纤毛，附睾管起始段主细胞的静纤毛可长达 80 μm，附睾管末端主细胞的静纤毛只有 40 μm 长（图 5-14）。主细胞胞质内含有大量吞饮小泡、多泡体和溶酶体，以及丰富的粗面内质网、滑面内质网和发达的高尔基复合体。主细胞具有吸收和分泌功能，不仅可吞噬并消化精子脱落下来的残余胞质或衰老精子，还参与附睾管中的肉毒碱、甘油磷酸胆碱和唾液酸等重要成分的分泌。基细胞矮小，呈锥形，位于上皮深部。上皮下面的基膜周围有薄层平滑肌和富含血管的疏松结缔组织。

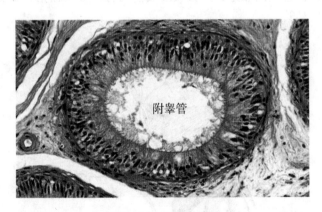

图 5-14　附睾管光镜

精子在附睾内停留 8～17 天，在附睾上皮细胞分泌的肉毒碱、甘油磷酸胆碱和唾液酸等多种重要物质及雄激素的作用下，精子进一步成熟，并获得主动运动的能力，达到功能上的成熟。附睾的功能异常会影响精子的成熟，导致不育。血-附睾屏障（blood-epididymis barrier）位于主细胞近腔面的紧密连接处，能保护成熟中的精子免受外界干扰，并将精子与免疫系统隔离。

二、输精管

(一) 输精管的行程与分部

输精管 (ductus deferens) 是附睾管的直接延续,在附睾尾部反折向上随精索走行,经腹股沟管进入盆腔,在膀胱底部后方与精囊开口汇合形成射精管,开口于后尿道。长 40~50 cm,直径约 3 mm,管壁较厚,肌层较发达而管腔细小,活体触摸时,呈坚实的圆索状。输精管行程较长,可分为睾丸部、精索部、腹股沟管部及盆部四部分 (图 5-15)。

1. 睾丸部

睾丸部,即起始部,位于睾丸后缘,起自附睾尾,沿睾丸后缘上行至睾丸上端加入精索,移行为精索部,双侧均长约 4.4 cm。

2. 精索部

精索部介于睾丸上端与腹股沟管皮下环之间,位于精索内其他结构的后内侧,因为管壁厚,管腔细小,质韧且位置表浅,易触及,所以临床上输精管结扎术、显微镜下输精管-输精管吻合术、显微镜下输精管-附睾吻合术多在此处进行。此部左侧长约 7.2 cm,右侧长约 6.8 cm,位于精索血管后内侧。

3. 腹股沟管部

腹股沟管部位于腹股沟管的精索内,在内环处入腹腔移行为盆部。其左侧长约 4.6 cm,右侧长约 4.5 cm。疝修补时,注意勿损伤输精管。

4. 盆部

盆部为最长的一段,输精管在腹股沟腹环处离开精索,弯向内下,沿盆腔侧壁行向后下,跨过脐动脉索、闭孔神经、闭孔血管和膀胱上血管,经输尿管末端前方至膀胱底的后面。在此处,两侧输精管逐渐靠近,并膨大形成输精管壶腹。输精管壶腹末端变细,与精囊的排泄管汇合成射精管。

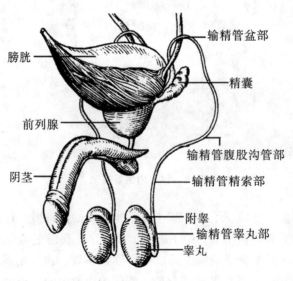

图 5-15 输精管

(二) 输精管的血管、淋巴管和神经

1. 输精管的血管

(1) 输精管的动脉。输精管主要由输精管动脉供血,起源于膀胱上、下动脉,由髂内动脉前干分出。输精管动脉沿输精管壁走行,并发出小分支进入肌层,与附睾下动脉及邻近动脉形成吻合支。

(2) 输精管的静脉。输精管外膜层中的细小静脉相互交织吻合形成输精管静脉丛,最后汇合形成输精管静脉与同名动脉伴行,主要注入膀胱静脉丛、髂内静脉,或经精索内静脉注入肾静脉和下腔静脉。

2. 输精管的淋巴管

输精管具有丰富的淋巴管,近端与精囊淋巴管相吻合,最后引流到髂内淋巴结,远端与精索淋巴管相吻合,最后引流到腰淋巴结。

3. 输精管的神经

支配输精管的神经主要是输精管交感丛,来自腹下神经丛,并与膀胱神经丛、直肠神经丛都有交通。输精管有自律性运动,可促使精子由附睾尾部向输精管运动。

(三) 输精管和射精管的组织结构

输精管是壁厚腔小的肌性管道,上端接附睾管,管壁由黏膜、肌层和外膜组成(图5-16)。黏膜表面为较薄的假复层柱状上皮,固有层结缔组织中弹性纤维丰富,黏膜层形成多条纵行皱襞。肌层厚,由内纵行、中环行和外纵行排列的平滑肌纤维组成。在射精时,肌层强力收缩,将精子快速排出。外膜为疏松结缔组织,富含血管、淋巴管和神经。

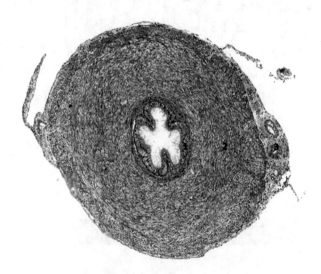

1. 黏膜;2. 肌层;3. 外膜。

图 5-16 输精管光镜

三、射精管

射精管(ejaculatory duct)由输精管的末端与精囊的排泄管汇合而成,长约 2 cm,向前下穿前列腺实质，开口于尿道的前列腺部。

精索（spermatic cord）为一对柔软的圆索状结构（图5-17），位于睾丸上端与腹股沟管腹环之间，全长11.5～15 cm，由内容物及被膜所组成。精索的内容物主要有输精管、睾丸动脉、蔓状静脉丛、淋巴管、神经和鞘韧带以及输精管动脉、输精管静脉等。精索表面从外向内依次有精索外筋膜、提睾肌和精索内筋膜三层被膜。精索外筋膜是由结缔组织构成，从腹股沟管浅环的边缘覆盖在提睾肌的表面。提睾肌是精索通过腹股沟管下行时，腹内斜肌和腹横肌纤维包裹于睾丸、附睾和精索表面而形成。精索内筋膜为腹横筋膜的延续，是最牢固的一层。

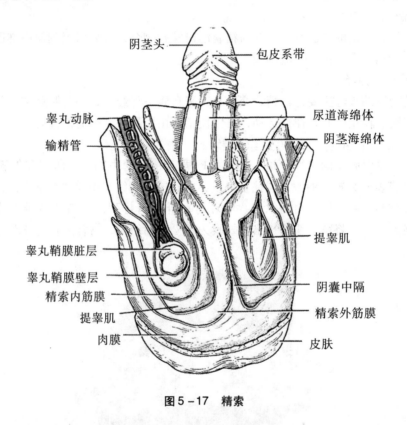

图5-17 精索

第三节 附属腺

一、精囊

（一）精囊的形态、位置

精囊（seminal vesicle）又称精囊腺，为一对长椭圆形的囊状器官，表面凹凸不平，位于膀胱底后面、输精管壶腹的下外侧，其排泄管与输精管壶腹末端汇合成射精管。精囊分泌的液体，组成精液的一部分（图5-18）。

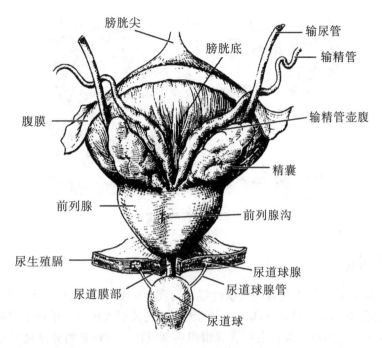

图 5-18　前列腺、精囊及尿道球腺（后面观）

（二）精囊的组织结构

精囊是一对盘曲的囊状器官，其壁由内向外分别为黏膜层、肌层和外膜。黏膜向腔内突起形成很多分支皱襞，致使管腔呈不规则裂隙状（图 5-19）。黏膜表面是假复层柱状上皮，高柱状细胞的细胞核呈圆形，位于细胞基部，胞质内含有许多分泌颗粒和黄色的脂色素。基细胞位于柱状细胞的基部之间（图 5-20）。肌层由内环、外纵排列的两层平滑肌构成。外膜为疏松结缔组织，内含丰富的血管。精囊腺的分泌物是精液的重要组成成分，弱碱性、黏稠、淡黄色，内含果糖、前列腺素和精液凝固酶等成分。果糖为精子的运动提供能量。

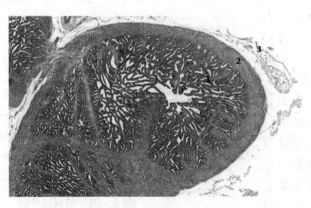

1. 黏膜；2. 肌层；3. 外膜。

图 5-19　精囊光镜

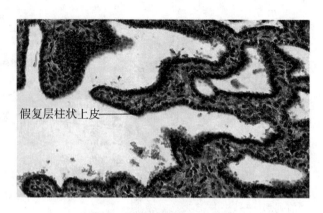

图5-20 精囊腺上皮光镜

二、前列腺

前列腺（prostate）是不成对的实质性器官（图5-18），由腺组织和平滑肌组织构成，横径4 cm，前后径2 cm，重8～20 g。它的大小、功能很大程度上依赖于雄激素。小儿前列腺很小，性成熟期迅速生长；老年人腺组织逐渐退化。前列腺的分泌物是精液的主要组成部分。

（一）前列腺的形态

前列腺呈前、后略扁的栗子形，上端宽大，称前列腺底，邻接膀胱颈，宽度约为3.5 cm；下端尖细，称前列腺尖，位于尿生殖膈上方。底与尖之间的部分为前列腺体，体部的后面较平坦，后面正中有一纵向浅沟，称前列腺沟，活体直肠指诊可扪及此沟。前列腺肥大时，此沟变浅或消失。男性尿道在前列腺底近前缘处穿入前列腺，经前列腺实质前部下行，至前列腺尖穿出，形成尿道的前列腺部，前列腺的排泄管开口于尿道前列腺部的后壁尿道嵴两侧。近前列腺底的后缘处，有一对射精管穿入前列腺，开口于精阜中央的前列腺小囊的两侧。

前列腺一般可分为前叶、中叶、后叶和左、右侧叶5个叶（图5-21）。前叶位于尿道前方；中叶位于尿道与射精管之间，呈楔形；后叶位于射精管的后下方，前列腺肿瘤好发于此处；左、右侧叶分别位于尿道、前叶和中叶的两侧。前列腺增生常发生在中叶和侧叶，可压迫尿道引起排尿困难或尿潴留。

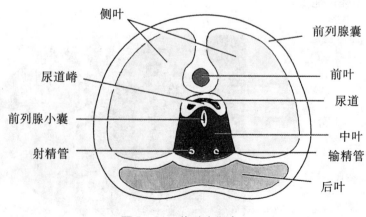

图5-21 前列腺分叶

（二）前列腺的位置和毗邻

前列腺位于膀胱与尿生殖膈之间（图 5-18）。前列腺底与膀胱颈、精囊腺和输精管壶腹相邻，前列腺尖与尿生殖膈接触。前列腺的前方为耻骨联合，后方为直肠壶腹。直肠指诊可触及前列腺后面及前列腺沟，向上可触及精囊和输精管壶腹。临床上经直肠前列腺按摩，采集前列腺液，有助于前列腺炎的诊断。

（三）前列腺的血管、淋巴管和神经

1. 前列腺的血管

（1）前列腺的动脉。前列腺血液供应来自阴部动脉、膀胱下动脉和直肠下动脉的分支。

（2）前列腺的静脉。前列腺的静脉流入前列腺静脉丛。前列腺静脉丛与阴部静脉、闭孔静脉及膀胱静脉丛有广泛的交通。故任何分支静脉撕脱均可造成严重的出血，尤其在进行根治性前列腺癌切除术时明显。

2. 前列腺的淋巴管

前列腺的淋巴管于前列腺周围形成前列腺淋巴管网，其中第一组淋巴管离开前列腺沿髂内动脉走行而注入髂外淋巴结。第二组淋巴管从前列腺背侧离开前列腺，注入骶侧淋巴结。第三组淋巴管通过膀胱旁淋巴结引流至髂内淋巴结。

3. 前列腺的神经

前列腺的神经主要源自盆腔神经丛，分支在前列腺周围组成前列腺神经丛，该神经丛含有交感神经纤维及副交感神经纤维。

多数神经纤维于前列腺底部之上离开血管神经束并于脂肪组织内向内侧伸展成扇形进入前列腺包膜，有少部分神经纤维下行至前列腺尖部，直接穿入前列腺包膜。交感神经可促使精液排入尿道内，而副交感神经则可刺激腺泡的分泌。

（四）前列腺的组织结构

前列腺呈栗形，环绕于尿道起始段。腺的被膜与支架组织均由富含弹性纤维和平滑肌纤维的结缔组织组成。腺实质主要由 30～50 个复管泡状腺组成，导管有 15～30 条，分别开口于尿道前列腺部。腺实质可分三个带：尿道周带（又称黏膜腺），最小，位于尿道黏膜内；内带（又称黏膜下腺），位于黏膜下层；外带（又称主腺），构成前列腺的大部。腺分泌部由单层立方、单层柱状及假复层柱状上皮交错构成，上皮表面形成很多皱襞，故腺腔很不规则。腔内可见分泌物浓缩形成的圆形嗜酸性板层状小体，称前列腺凝固体（prostatic concretion），随年龄的增长而增多，甚至可以钙化成为前列腺结石（图 5-22）。

从青春期开始，前列腺在雄激素的刺激下分泌活动增强，分泌物为稀薄的乳白色液体，富含酸性磷酸酶和

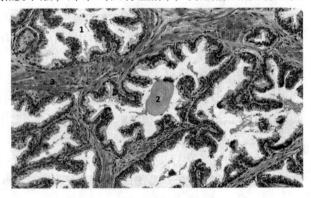

1. 腺泡；2. 前列腺凝固体；3. 平滑肌。

图 5-22 前列腺光镜

纤维蛋白溶酶，还有柠檬酸和锌等物质。老年人的前列腺常增生（多发生在黏膜腺和黏膜下腺），压迫尿道，造成排尿困难。前列腺癌主要发生在前列腺的外带。

三、尿道球腺

（一）尿道球腺的形态、位置

尿道球腺（bulbourethral gland）是一对豌豆大的球形腺体，位于尿生殖膈内。尿道球腺的排泄管细长，开口于尿道球部（图 5-18），其分泌物参与精液的组成。

（二）尿道球腺的组织结构

尿道球腺是一对豌豆状的复管泡状腺。腺体被结缔组织分隔成许多小叶，小叶间的结缔组织中含丰富的平滑肌。上皮为单层立方或单层柱状。导管也有分泌功能，其上皮为单层柱状，接近开口处变为假复层柱状。尿道球腺的分泌物清亮、黏稠，内含半乳糖、半乳糖胺、唾液酸和 ATP 酶等，分泌物也是精液的组成成分，于射精前排出，以润滑尿道。

附属腺和生殖管道的分泌物以及精子共同组成精液（semen）。精液是一种黏稠的液体混合物，呈乳白色，弱碱性，由精子和精浆组成。精浆主要由前列腺、精囊腺和尿道球腺等分泌的液体混合组成，还包括少量的睾丸液、附睾液等。正常成年男性每次射精量为 2~6 mL，每毫升精液中含 1 亿~2 亿个精子，若精液量少于 1 mL，或每毫升的精子数低于 400 万个，可导致不育症。

 第四节 阴囊

一、阴囊的形态结构和位置

阴囊（scrotum）（图 5-17、图 5-23）为一个皮肤囊袋，位于阴茎根部与会阴之间，容纳睾丸、附睾和精索下部。阴囊自外向内依次为皮肤、肉膜、精索外筋膜、提睾肌、精索内筋膜及睾丸鞘膜。

（一）皮肤

阴囊的皮肤薄而柔软，伸缩程度很大，形成很多皱襞；有少量阴毛，色素沉着明显；含有汗腺和皮脂腺。阴囊皮肤表面沿中线有纵行的阴囊缝，将阴囊分为左、右两个腔。

（二）肉膜

肉膜为阴囊的浅筋膜，含有平滑肌，对外界温度敏感，可随外界温度的变化呈反射性的舒缩，有调节温度促进精子发育的作用。肉膜向深部发出阴囊中隔，将阴囊腔分为左、右两部，容纳睾丸、附睾和输精管的起始段等。

（三）精索外筋膜

精索外筋膜，又名提睾筋膜，非常薄，由结缔组织构成；起自腹股沟管皮下环的边缘，是腹外斜肌腱膜的延续；与肉膜结合疏松，若尿道损伤，尿外渗出时尿液可渗入此间隙内。

（四）提睾肌

提睾肌来自腹内斜肌和腹横肌下缘的肌束，排列稀疏呈袢状，向下包覆精索、睾丸和附睾，可反射性地提起睾丸。

（五）精索内筋膜

精索内筋膜，又名睾丸精索鞘膜，为腹横筋膜的延续；内含有少量平滑肌纤维，为睾丸被膜最牢固的部分。

（六）睾丸鞘膜

睾丸鞘膜来自腹膜，分脏、壁两层。脏层包于睾丸和附睾表面，壁层贴于精索内筋膜内面。脏、壁层在睾丸后缘处相互移行，二者间的腔隙为鞘膜腔，内有少量液体，有润滑的作用。鞘膜腔为腹膜鞘突内腔的遗留结构，在胚胎时期与腹膜腔相通，出生后从腹股沟管腹环至睾丸上端的鞘突渐渐闭锁形成鞘韧带，鞘膜腔与腹膜腔的交通被阻断；如腹膜鞘突上部闭锁不全或鞘膜腔有炎症时，可形成睾丸鞘膜积液。

二、阴囊的血管、淋巴管和神经

（一）阴囊的血管

1. 阴囊的动脉

阴囊的动脉有阴囊前动脉、阴囊后动脉、提睾肌动脉三条。阴囊前动脉来自阴部外动脉，阴囊后动脉来自阴部内动脉，提睾肌动脉来自腹壁下动脉。

2. 阴囊的静脉

阴囊的静脉与同名动脉伴行，除了阴部外浅静脉汇入大隐静脉外，其余静脉汇入阴部内静脉。

（二）阴囊的淋巴管

阴囊皮肤毛细淋巴管汇合后形成3～24条阴囊淋巴管。

（三）阴囊的神经

支配阴囊的神经有髂腹股沟神经、生殖股神经发出的生殖支、会阴神经发出的阴囊后神经以及股后侧皮神经发出的会阴支等。

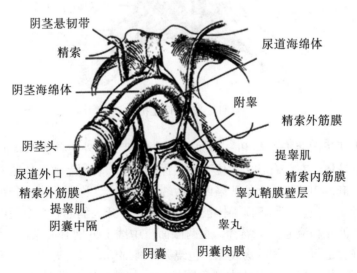

图5-23　男性外生殖器

第五节 阴茎

一、阴茎的形态和分部

阴茎（penis）为男性的性交器官，成人阴茎长 7～10 cm，可分为根、体和头三部分（图 5-24）。后端为阴茎根，埋藏于阴囊和会阴部皮肤的深面，由阴茎海绵体左右脚及尿道球组成，固定在耻骨下支和坐骨支，故又称阴茎的固定部；中部为阴茎体，呈圆柱状，悬垂于耻骨联合前下方，为阴茎的可动部；阴茎前端膨大，称阴茎头，也称龟头，有矢状位的尿道外口。阴茎头底部为阴茎头冠，下方的沟称为冠状沟，中线上有一条富含色素的阴茎缝，向下与阴囊缝相连续。阴茎头与阴茎体移行处较细的部分为阴茎颈。

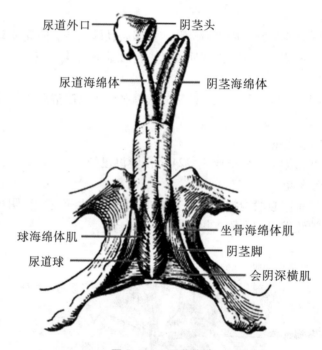

图 5-24 阴茎构造

阴茎主要由两条阴茎海绵体和一条尿道海绵体组成，外包筋膜和皮肤（图 5-25）。阴茎海绵体呈圆柱体，左、右各一，位于阴茎背侧。左、右阴茎海绵体紧密结合，向前延伸，前端变细，嵌入阴茎头后面的凹陷内；后端两者分离，称阴茎脚，分别附着于两侧的耻骨下支和坐骨支。左、右阴茎海绵体被海绵体中隔分开，隔上有多个间隙，可使左、右阴茎海绵体间血液互相流通。中隔背、腹两侧面正中线上分别有一条沟。背面的沟较浅，内有阴茎背深静脉走行。腹侧的沟较深，包绕尿道海绵体。尿道海绵体位于阴茎海绵体的腹侧，尿道贯穿全长。尿道海绵体中部呈圆柱状，前端膨大为阴茎头，后端膨大为尿道球，尿道球长约 5.5 cm，位于两阴茎脚之间，固定于尿生殖膈的下面。

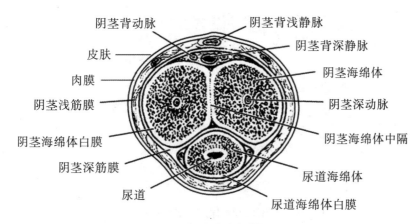

图 5-25 阴茎中部横切面

二、阴茎的血管、淋巴管和神经

（一）阴茎的血管

1. 阴茎的动脉

阴茎的动脉主要由阴茎背动脉和阴茎深动脉供血。

2. 阴茎的静脉

阴茎的静脉有阴茎背浅静脉和阴茎背深静脉两条。阴茎背浅静脉注入阴部外静脉。阴茎背深静脉注入前列腺静脉丛。

（二）阴茎的淋巴管

阴茎的淋巴管分为浅、深两组。浅组淋巴管收集包皮、阴茎皮肤、皮下组织和筋膜的淋巴，注入腹股沟浅淋巴结。深组淋巴管收集阴茎头和阴茎海绵体的淋巴，注入腹股沟深淋巴结，再注入髂外淋巴结。阴茎的淋巴管也有直接注入髂内淋巴结的，如发现腹股沟淋巴结已有转移的阴茎癌患者，应行两侧腹股沟淋巴结清扫或髂腹股沟淋巴结清扫手术。

（三）阴茎的神经

阴茎海绵体神经是阴茎勃起的主要神经，属于副交感神经，来自盆内脏神经，损伤时可发生勃起功能障碍（又称阳痿）。交感神经来自盆丛。阴茎的感觉神经为阴茎背神经。

三、阴茎的组织结构

阴茎主要由两条阴茎海绵体、一条尿道海绵体、白膜和皮肤构成（图 5-26）。海绵体即勃起组织，外面包以致密结缔组织构成的坚韧白膜。海绵体主要由小梁和血窦构成，阴茎深动脉的分支螺旋动脉穿行于小梁中，与血窦通连。静脉多位于海绵体周边部白膜下方。一般情况下，流入血窦的血液很少，血窦呈裂隙状，海绵体柔软。当大量血液流入血窦，血窦充血而胀大，白膜下的静脉受压，血液回流一时受阻，海绵体变硬，阴茎勃起。阴茎血窦内皮细胞能释放多种使平滑肌细胞舒张的物质，统称内皮舒张因子，一氧化氮

（NO）是其中一种，可促使螺旋动脉的平滑肌细胞舒张，引起血管扩张，血窦充血。

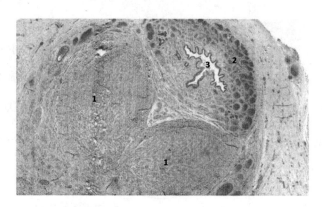

1. 阴茎海绵体；2. 尿道海绵体；3. 尿道。
图5-26　阴茎光镜

每个海绵体外面都包有一层厚而致密的纤维膜，分别称为阴茎海绵体白膜和尿道海绵体白膜。阴茎海绵体和尿道海绵体的表面共同包被深、浅筋膜和皮肤。阴茎皮肤自阴茎颈处向前反折游离，形成双层环形皮肤皱襞，包绕阴茎头，称阴茎包皮。在阴茎头腹侧中线上，连于尿道外口下端与包皮之间的皮肤皱襞，称包皮系带。

幼儿的包皮较长，包绕着整个阴茎头。但随着年龄的增长，包皮逐渐退缩，包皮口逐渐扩大，阴茎头显露出来。成年后，若阴茎头仍被包皮覆盖，但能上翻显露出阴茎头，称包皮过长；若包皮口过小，使包皮不能上翻显露出阴茎头，称包茎。包皮过长或包茎都易使包皮腔内存留污物而导致炎症，长期刺激还可能诱发阴茎癌。包茎或包皮过长都需行包皮环切术。手术时应注意勿伤及包皮系带，以免术后影响阴茎正常的勃起功能。

第六节　男性尿道

一、男性尿道的分部

男性尿道（male urethra）起自膀胱的尿道内口，贯穿前列腺、尿生殖膈，止于尿道外口，平时呈闭合状态，兼有排尿和排精功能。男性尿道全长16～22 cm，管径平均5～7 mm，自然状态下呈"S"形，根据其行程可分为三部——前列腺部、膜部和海绵体部（图5-27、图5-28）。临床上把尿道前列腺部和尿道膜部合称后尿道，尿道海绵体部称前尿道。

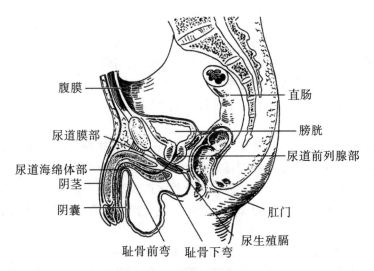

图 5-27　男性盆腔正中矢状切面

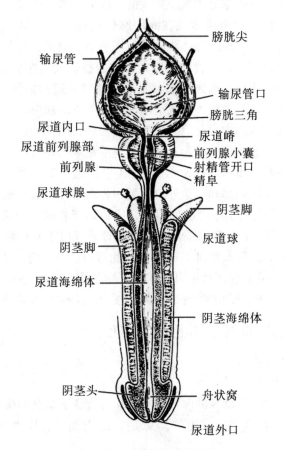

图 5-28　膀胱和男性尿道

(一) 前列腺部

前列腺部为尿道穿经前列腺的部分，长约 3 cm，与前列腺长径一致，前列腺增生时，尿道前列腺部也相应延长。尿道前列腺部是尿道中最宽和最易扩展的部分，此部后壁上有一纵行隆嵴为尿道嵴。嵴中部的隆起称精阜，精阜中央隐窝称前列腺小囊，其两侧分别有一个射精管口。精阜两旁的尿道黏膜上有许多前列腺排泄管的开口。

(二) 膜部

膜部为尿道穿经尿生殖膈的部分，长约 1.5 cm，管腔狭窄，是三部当中最短的一段。周围有尿道膜部括约肌环绕，有控制排尿作用，是尿道最为狭窄的部位，但扩张性很大。此处尿道既固定又较薄弱，在骨盆骨折时常合并尿道膜部的损伤，可引起尿道膜部狭窄甚至闭锁。在用尿道器械进入膀胱的操作过程中要注意操作，避免引起尿道损伤。

(三) 海绵体部

海绵体部为尿道穿经尿道海绵体的部分，长 12～17 cm，是尿道最长的一段，可分为球部尿道、阴茎体部尿道及阴茎头部尿道三部分。球部尿道即球海绵体尿道，从膜部尿道远端到阴茎悬韧带水平，是前尿道中管腔最大的一段，近端管腔较远端大，尿道球腺的导管开口于此。包绕尿道的尿道海绵体肌在此增厚形成球海绵体肌，愈接近近端增厚愈明显，使近端的收缩功能增强。球海绵体肌收缩时压迫球部尿道，将停留的精液排出。球部尿道从耻骨下经过，形成弯曲，位置较为固定，体表投影大约在会阴部坐位时受力部位，比远端尿道易发生损伤，因此，骑跨伤通常易导致球部尿道的损伤。当尿道出现炎症时，海绵体肌组织反应性收缩，易导致该部尿道出现较为严重的狭窄。阴茎体部尿道附着于两个阴茎海绵体之间腹侧的浅沟中，此段尿道活动性较好，因此不易受伤。阴茎头部尿道由冠状沟平面至尿道外口，腔内扩大称为舟状窝，前端是尿道外口。

男性尿道在行程中粗细不一，有 3 个狭窄、3 个扩大和 2 个弯曲 (图 5-28)。3 个狭窄部分别是尿道内口、尿道膜部和尿道外口，其中，尿道外口最狭窄，尿道结石易嵌顿在狭窄部位。3 个扩大部分别位于尿道前列腺部、尿道球部和尿道舟状窝，膨大部为结石容易停留部位。2 个弯曲是耻骨下弯和耻骨前弯：耻骨下弯位于耻骨联合后下方，凹向前上方，包括尿道前列腺部、膜部及球部的起始部，此弯曲是恒定的；耻骨前弯位于耻骨联合前下方，凸向前上方，此弯曲位于尿道海绵体部，若将阴茎向前提向腹壁时，此弯曲可变直而消失。临床上进行导尿或膀胱镜检查操作时应注意上述的狭窄和弯曲，以免损伤尿道。

二、男性尿道的血管、淋巴管和神经

(一) 男性尿道的血管

1. 男性尿道的动脉

后尿道的血供来自膀胱下动脉的前列腺支，并有直肠下动脉的痔中动脉及阴部内动脉的分支，它们之间有吻合支。前尿道的动脉是阴部内动脉、尿道球动脉及尿道动脉的分支。

2. 男性尿道的静脉

后尿道的静脉回流至膀胱前列腺静脉丛，前尿道的静脉回流至阴部内静脉，再至髂内静脉。

（二）男性尿道的淋巴管

尿道的淋巴十分丰富，尿道的淋巴管起源于尿道黏膜下淋巴管网。淋巴管网分布于尿道全程，在舟状窝特别丰富。前尿道淋巴引流至腹股沟浅淋巴结，进而至腹股沟深淋巴结，并沿髂外淋巴结向上引流。后尿道淋巴引流至髂外淋巴结、闭孔淋巴结及盆腔淋巴结。

（三）男性尿道的神经

尿道的感觉来自尿道黏膜下的结缔组织中的神经末梢，通过阴茎背神经传入中枢。尿道的神经支配为阴部神经、生殖股神经及交感神经。

第七节　男性生殖系统的发生

虽然在受精时就已由精子的核型确定了人类的遗传性别，但直到胚胎第 7 周，生殖腺才能辨认性别，胚胎第 12 周才能分辨外生殖器的性别。所以，生殖腺、生殖管道和外生殖器的发生过程都分为早期的性未分化阶段和后期的性分化阶段。生殖系统的发生和性别分化受许多基因的调控，其中，位于 Y 染色体短臂上的 SRY（sex-determining region of Y chromosome）基因起着决定性作用。SRY 基因的产物 SRY 蛋白是一种睾丸决定因子（testis-determining factor，TDF）。在 SRY 蛋白的影响下，生殖腺向睾丸分化；缺乏 SRY 蛋白，生殖腺则向卵巢分化。生殖管道及外生殖器的性别分化较晚，与 SRY 蛋白无直接关系，它们的分化由雄激素决定。

一、生殖腺的发生

生殖腺由生殖腺嵴表面的体腔上皮、上皮下方的间充质及迁入的原始生殖细胞共同发育形成。

（一）未分化期

人胚第 5 周时，生殖腺嵴表面的上皮细胞增殖，并长入其下方的间充质内，形成许多不规则的细胞索，称初级性索（primary sex cord）。胚胎第 4 周初，在靠近尿囊根部的卵黄囊壁内胚层出现一些大而圆的细胞，

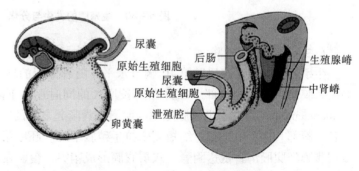

图 5-29　原始生殖细胞的迁移

称原始生殖细胞（primordial germ cell）。胚胎第 4 周，原始生殖细胞经肠背系膜陆续向生殖腺嵴迁移，胚胎第 6 周迁入初级性索（图 5-29）。此时的生殖腺尚不能区分是睾丸还是卵巢，称未分化性腺。

（二）睾丸的发生

如果胚胎的性染色体是 XY，初级性索内的原始生殖细胞表达 SRY 蛋白，该蛋白使未

分化性腺向睾丸分化。胚胎第7～8周时，在SRY蛋白影响下，初级性索和表面上皮分离，继续向深部增生，形成许多界限清楚、相互吻合的细长弯曲的睾丸索（testis cord）。其上皮细胞分化为支持细胞，原始生殖细胞则增殖分化为精原细胞，睾丸索演化为生精小管。胚胎时期的生精小管为实心细胞索，含支持细胞和精原细胞，青春期后生精小管的精原细胞开始分化为其他生精细胞，末端吻合成睾丸网。胚胎第8周时，SRY蛋白继而使睾丸索之间的间充质细胞分化为睾丸间质细胞，并分泌雄激素。表面上皮下方的间充质形成白膜，将睾丸索与表面上皮分开（图5-30）。

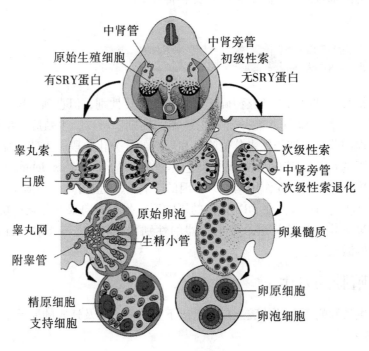

图5-30 生殖腺的发生与分化

（三）睾丸的下降

生殖腺最初位于腹后壁第10胸节水平，随着体积的增大，逐渐突入腹膜腔，由厚而短的系膜悬吊于腹腔腰部。睾丸在生长增大的同时逐渐下降，其下降与引带有关。引带（gubernaculum）是连于生殖腺尾端与阴唇阴囊隆起之间的一条纤维索状结构。随着胚体的生长、腰部直立，引带相对缩短而牵拉生殖腺下降。胚胎第7～8个月睾丸连同包绕它的双层腹膜经腹股沟管抵达阴囊，双层腹膜形成鞘突，覆盖在睾丸的前面和侧面，两层膜之间为鞘膜腔（图5-31）。睾丸降入阴囊后，鞘膜腔与腹膜腔之间的通道逐渐闭锁。睾丸的下降可能受雄激素和促性腺激素等的调节。

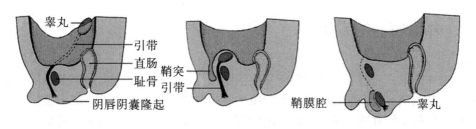

图 5-31　睾丸的下降

二、生殖管道的发生

(一) 未分化期

人胚第 6 周时,男女两性胚胎均具有两套生殖管道,即中肾管和中肾旁管。中肾旁管 (paramesonephric duct) 又称 Müller 管,由尿生殖嵴头端外侧的体腔上皮内陷卷褶而成,发生于中肾管的外侧。中肾旁管的头端呈漏斗形,开口于腹腔;上段较长,纵行于中肾管的外侧,两者相互平行;中段越过中肾管的腹面,到达中肾管的内侧;左、右中肾旁管的下段在中线合并,下段并列下行,其尾端是盲端,突入尿生殖窦的背侧壁,在窦腔内形成一个隆起,称窦结节 (sinus tubercle),又称 Müller 结节。中肾管在窦结节的两侧开口于尿生殖窦 (图 5-32A)。

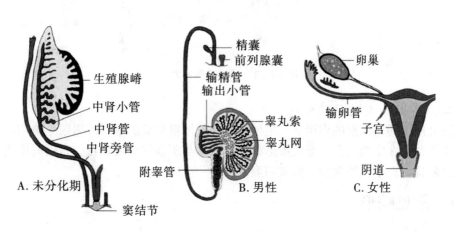

图 5-32　生殖管道的发生与分化

(二) 男性生殖管道的分化

若生殖腺分化为睾丸,支持细胞分泌抗中肾旁管激素,使中肾旁管退化。睾丸间质细胞分泌雄激素,刺激中肾管发育,其头端增长弯曲形成附睾管,中段形成输精管,尾端形成射精管和精囊 (图 5-32B)。中肾小管大多退化,仅与睾丸相邻的十多条中肾小管分化为附睾的输出小管。

三、外生殖器的发生

（一）未分化期

人胚第3周末，泄殖腔膜周围的间充质细胞增生，形成头尾走向的两条弧形皱褶，称泄殖腔褶。胚胎第6周，随着泄殖腔和泄殖腔膜的分隔，泄殖腔褶被分割为腹侧较大的尿生殖褶和背侧较小的肛褶。尿生殖褶之间的凹陷为尿生殖沟，沟底为尿生殖窦膜。尿生殖褶在头端靠拢合并，形成生殖结节（genital tubercle）。同时，左、右尿生殖褶外侧的间充质增生，形成一对较大的隆起，称阴唇阴囊隆起（labioscrotal swelling）（图5-33）。胚胎第12周前，外生殖器尚不能分辨性别。

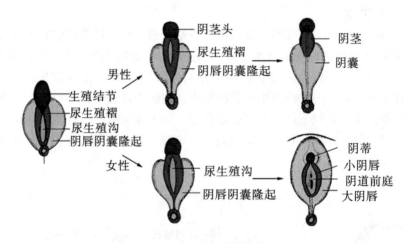

图5-33 外生殖器的发生

（二）男性外生殖器的分化

在睾丸产生的雄激素的作用下，生殖结节伸长增粗形成阴茎。两侧尿生殖褶随生殖结节向前生长，并在中线闭合，形成尿道海绵体，参与阴茎的形成。左、右阴唇阴囊隆起向尾侧牵拉靠拢，在中线处融合，形成阴囊（图5-33）。

四、常见畸形

（一）隐睾

睾丸未下降至阴囊称隐睾（cryptorchidism），可为单侧或双侧。睾丸可停留在腹膜腔或腹股沟管等处（图5-34A）。由于精子发生对温度非常敏感，双侧隐睾常导致男性不育。约有30%的早产儿及3%的新生儿出生时睾丸未降入阴囊，但多数在一岁内降入阴囊。

（二）先天性腹股沟疝

如果腹膜腔与鞘膜腔之间的通道不闭合或闭合不全，当腹压增大时，部分肠管可突入鞘膜腔，形成先天性腹股沟疝（congenital inguinal hernia）（图5-34B）。先天性腹股沟疝多见于男性，常伴有隐睾。

（三）尿道下裂

尿道下裂（hypospadias）的原因是左、右尿生殖褶没有完全愈合，致使阴茎腹侧面有异常尿道开口（图 5-34C）。

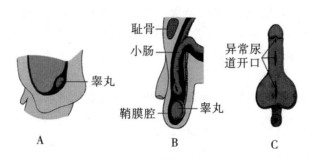

图 5-34　生殖系统的先天性畸形

（四）两性畸形

两性畸形（hermaphroditism）又称半阴阳，是因性分化异常导致的性别畸形，患者的外生殖器形态介于男女两性之间，很难以外生殖器的形态区分个体的性别。按体内所含生殖腺的不同，两性畸形可分为真两性畸形和假两性畸形。

1. 真两性畸形

真两性畸形，极罕见，原因不明，患者的外生殖器及第二性征介于男女两性之间，体内同时有睾丸和卵巢，或生殖腺内既有睾丸组织，又有卵巢组织。核型为 46，XY/46，XX 嵌合型。

2. 假两性畸形

假两性畸形是外生殖器介于男女两性之间，但患者体内只有一种生殖腺。假两性畸形可分为两种，一种是男性假两性畸形，生殖腺是睾丸，核型为 46，XY，多因雄激素分泌不足致使外生殖器似女性。另一种是女性假两性畸形，生殖腺是卵巢，核型为 46，XX，常因肾上腺皮质分泌过多雄激素使得外生殖器似男性，故又称肾上腺生殖综合征（adrenogenital syndrome）。肾上腺生殖综合征是儿童两性畸形中最常见的一种，早期发现和治疗肾上腺功能失调极为重要。

（五）雄激素不敏感综合征

雄激素不敏感综合征（androgen insensitivity syndrome）又称睾丸女性化综合征，患者染色体核型为 46，XY，生殖腺为睾丸，也能分泌雄激素，但因体细胞和中肾管细胞缺乏雄激素受体，结果生殖管道和外生殖器均不能向男性方向分化发育，患者外生殖器女性化，且具有女性第二性征。由于睾丸支持细胞产生的抗中肾旁管激素抑制了中肾旁管的发育，故体内输卵管和子宫也不发育。

（汪坤菊、陆海霞）

讨论：

1. 输精管结扎术是通过结扎输精管，从而阻断卵子与精子的结合。该手术会影响男性正常的生活吗？从解剖位置关系来讲，输精管结扎术和输卵管结扎术哪个更容易？哪个引起的副作用更少？为何中国几十年的计划生育大多数是女性做输卵管结扎而不是男性做输精管结扎？

2. 精子发生是处于生精小管的微环境中才能正常完成的，哪些因素可影响精子的正常分化发育？

小结与思考

1. 睾丸鞘膜分脏层和壁层，临床上鞘膜腔积液与腹股沟斜疝如何区别？
2. 睾丸位于阴囊内，为何睾丸动脉从腹主动脉发出，走行路程较长？
3. 精索内有睾丸动脉、输精管、蔓状静脉丛等，为何精索静脉曲张会导致不育症？
4. 前列腺分为 5 个叶，哪个叶增生会引起尿道阻塞？
5. 前列腺分泌的液体可促进精子的成长，临床上前列腺按摩术取前列腺液时精液是否会一起出来？
6. 男性尿道有 3 个狭窄、3 个扩大、2 个弯曲，导尿时哪个地方最难操作，为什么？
7. 男性尿道在形态上长、弯曲、狭窄，较容易患尿道结石，男性尿道结石需要做手术吗？
8. 精原细胞不断分裂增殖，精子不断产生，那男性终生具备生育能力吗？

单项选择题

1. 有关男性生殖器的描述，哪一项是正确的？_____。
    A. 睾丸和附睾为生殖腺　　　　　　B. 精囊储存精子
    C. 尿道球腺位于尿道球内　　　　　D. 前列腺有尿道穿过
    E. 输精管末端开口于尿道

2. 睾丸_____。
    A. 位于阴囊的鞘膜腔内　　　　　　B. 全部被鞘膜包囊
    C. 上端与输精管相连　　　　　　　D. 内侧邻接附睾
    E. 后缘有血管、神经和淋巴管出入

3. 输精管_____。
    A. 为 1 对柔软的圆索状结构　　　　B. 起于睾丸上端
    C. 穿腹股沟管转向内下入盆腔　　　D. 经输尿管末端后方至膀胱底后面
    E. 末端开口于膀胱

4. 精索_____。
    A. 为 1 对坚硬的细圆索状结构　　　B. 穿腹股沟管入盆腔

C. 连于睾丸上端与腹股沟管腹环之间　D. 内有输精管和射精管

E. 外包 3 层结缔组织被膜

5. 有关前列腺的描述，哪一项是错误的？_____。
   A. 位于膀胱与尿生殖膈之间　　　B. 肥大时可压迫尿道
   C. 有输精管穿入　　　　　　　　D. 后面有纵行的前列腺沟
   E. 直肠指诊可触及

6. 有关尿道海绵体的描述，哪一项是错误的？_____。
   A. 位于阴茎海绵体腹侧　　　　　B. 前端膨大称阴茎头
   C. 后端膨大为尿道球部　　　　　D. 男性尿道位于其背侧
   E. 外包尿道海绵体白膜

7. 男性尿道最狭窄部位是_____。
   A. 尿道内口　　　　　　　　　　B. 尿道前列腺部
   C. 尿道膜部　　　　　　　　　　D. 尿道球部
   E. 尿道外口

8. 关于次级精母细胞的染色体，哪一项是错误的？_____。
   A. 染色体核型可为 23, X
   B. 染色体核型可为 23, Y
   C. 每条染色体由 2 条染色体单体组成
   D. 每条染色体由 1 条染色体单体组成
   E. 不再进行 DNA 复制

（汪坤菊、陆海霞）

参考答案

1—5　DECDC　6—8　DCD

第六章　男性生殖系统功能及其调节

第一节　睾丸的功能

男性的主要性器官是睾丸。睾丸既是精子生成的场所，又有合成和分泌雄激素的功能。

一、睾丸的生精功能

靠近生精小管（又称曲细精管）基膜处的精原细胞发育为成熟精子的过程，称为睾丸的精子生成，简称生精。精原细胞由来自胚胎早期卵黄囊的精原干细胞转化而成。

（一）精子生成过程

睾丸生精从青春期开始启动，从精原细胞发育成为精子的整个过程为一个生精周期。精原细胞经过有丝分裂和两次减数分裂分阶段形成精子，依次经历精原细胞、初级精母细胞、次级精母细胞、精子细胞、精子。这是一个连续的过程，各级生精细胞有序地排列在曲细精管的管壁上，它们需突破支持细胞间的连接结构向管腔侧及睾丸输出小管方向发生迁移，最后将生成的精子释放入曲细精管的管腔中。人类的这一过程约需 64 天。一个精原细胞最终可以产生 4 个精子，睾丸的曲细精管上皮中每天大约有 200 万个精原细胞进入生精过程，每天精子生成量可以达到 1 亿多个。

睾丸生成的精子功能尚不成熟，依靠小管外周肌样细胞的收缩和管腔液的移动被运送至附睾。在附睾中停留 18～24 h 后进一步成熟，获得运动和受精能力。同时，附睾也会分泌一些抑制精子运动和受精的物质使其功能活动处于暂时静止状态。附睾内可贮存少量精子，大量精子贮存于输精管及其壶腹部。在性活动中，输精管通过蠕动把精子运输至尿道，连同附睾、精囊、前列腺和尿道球腺的分泌物混合成精液，在性高潮时射出体外。正常男性每次射精约 3～6 mL，每毫升精液含 2000 万～4 亿个精子。若每毫升精液精子数量少于 2000 万，则不易受精。临床上通过分析精液可以判断男性生育力。由于精子在输精管壶腹部、精囊等处也有贮存，因此在输精管结扎后的一段时间内，精液中仍有精子。

精子的功能活性在女性体内或体温环境下可以保持 24～48 h，在这一时间段内如与卵子相遇即可发生受精。如果将精子与冷冻保护剂混合，按照严格的冷冻程序可在 -198 ℃的液氮中保存多年，复苏后仍具有受精能力。因此，冷冻精子库可保存献精者的精子，用于治疗不育症或为特殊人群的生育提供保障。

（二）影响精子生成的因素

生精过程需要适宜的理化环境。睾丸在阴囊中，局部温度比腹腔内温度低 2 ℃左右，是精子生成的最适温度。若胚胎发育障碍，造成睾丸停留在腹腔或腹股沟内，未能下降到阴囊，即为隐睾症。由于腹腔内的温度较高，影响精子的生成，可引起生精障碍导致男性不育症。此外，局部炎症、高热、酒精中毒、长期处于高温环境、缺少特定维生素及微量元素、吸烟、酗酒、某些药物、辐射等也可造成生精功能障碍，是不育的常见原因。45 岁以后，睾丸的生精能力逐渐减退，但是到老年时，睾丸仍具有生精能力。

（三）支持细胞在生精中的作用

曲细精管上皮中的支持细胞在精子的生成过程中发挥了重要作用。

1. 支持、保护和营养作用

相邻的支持细胞彼此相连包围着各级生精细胞，并与生精细胞形成缝隙连接及其他连接复合体，这样既能对生精细胞起机械支持和保护作用，又有利于细胞间的物质转运和信号传递。同时，支持细胞表达促卵泡激素（FSH）受体和雄激素受体，FSH 和雄激素通过作用于支持细胞间接调控精子的生成。

2. 参与形成血 - 睾屏障

支持细胞基底膜之间形成的紧密连接是构成血 - 睾屏障（blood-testis barrier）的主要结构基础，可选择性地使某些物质通过，阻止血液中的有害物质进入曲细精管，同时阻止生精细胞的抗原物质进入血液引起自身免疫反应，为生精细胞提供适宜的微环境。睾丸炎症等可能破坏血 - 睾屏障，引起机体产生抗精子抗体从而影响精子生成。

3. 内分泌功能

内分泌功能，一是分泌雄激素结合蛋白（androgen-binding protein，ABP），可与间质细胞分泌的睾酮结合并将其转运至曲细精管，有利于生精；二是分泌一些金属结合蛋白和维生素结合蛋白，协助转运生精所需的一些金属离子及维生素；三是表达芳香化酶，该酶可将睾酮转化为雌激素，一定量的雌激素有利于生精；四是分泌抑制素（inhibin）等参与生精过程的调控。

4. 吞噬功能

吞噬功能为支持细胞能吞噬精子细胞变形阶段脱落的多余胞质及退化、死亡的精子。

二、睾丸的内分泌功能

睾丸最重要的内分泌功能是间质细胞分泌雄激素。雄激素主要包括脱氢表雄酮（dehydroepiandrosterone，DHEA）、雄烯二酮（androstenedione）和睾酮（testosterone，T），其中，睾酮的分泌量最多且生物活性最强。男性血浆中的睾酮约 95% 来自睾丸。

自胎儿时期到出生后 6 个月，胚胎型间质细胞可分泌睾酮，之后胚胎型间质细胞消失。青春期后，成年型间质细胞可分泌睾酮。20～50 岁男性的睾酮的分泌量最高，成年男子每天分泌 4～9 mg 进入血液循环。50 岁以后，随着年龄的增长，睾酮分泌量逐渐降低，对机体的多种生理功能会产生一定影响，但个体差异较大。

（一）雄激素的合成、代谢和利用

雄激素以胆固醇为原料合成。间质细胞通过受体介导的内吞作用主要从血液中摄取低密度脂蛋白中的胆固醇,也少量摄取高密度脂蛋白中的胆固醇。胆固醇经羟化和侧链裂解,先生成孕烯醇酮(pregnenolone),孕烯醇酮再经过羟化、脱氢等过程转变为雄烯二酮,最后雄烯二酮经17-羟类固醇脱氢酶的催化作用转化为睾酮(图6-1)。

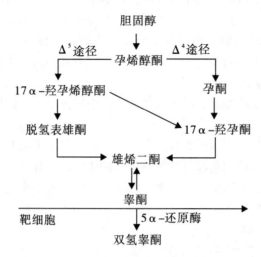

图6-1 雄激素的合成及利用

睾酮分泌入血后,约65%的睾酮与血浆中的性激素结合球蛋白(sex hormone binding globulin, SHBG)结合,约33%与血浆白蛋白或皮质醇结合蛋白结合,只有约2%的睾酮以游离的形式存在。结合型睾酮是暂时的储存形式,可作为血浆中睾酮的储存库;而游离型睾酮是活性形式,具有生物学作用。结合形式与游离形式的睾酮可以互相转化,二者的动态平衡有利于保持睾酮的血浆浓度稳态。

游离状态的睾酮进入靶组织后可直接发挥作用,或者经靶细胞内5α-还原酶的作用进而转化为活性更强的双氢睾酮发挥作用。5α-还原酶的抑制剂在临床上被用于治疗前列腺增生。睾酮主要经肝脏代谢、灭活,最终的代谢产物随尿排出。甲睾酮不被肝脏破坏,故口服有效。

(二)睾酮的生理作用

睾酮与其他类固醇激素一样,可进入靶细胞,与细胞内受体结合,形成激素-受体复合物,该复合物可进入细胞核,进而调节其靶基因的转录作用。睾酮的作用较广泛,主要有以下几个方面。

1. 对胚胎性别分化的影响

胎儿时期胚胎型间质细胞分泌的睾酮诱导男性内、外生殖器发育,促使男性第一性征形成。若胚胎型间质细胞发育不良或者对胎盘绒毛膜促性腺激素反应低下导致睾酮分泌不足,则胎儿内、外生殖器不能正常分化,是导致男性假两性畸形的原因之一。如果在母体内,女胎受到过多雄激素作用也可能导致女性假两性畸形。

2. 促进男性第二性征发育

男性从青春期开始,随着睾酮的分泌,阴茎、阴囊长大,其他附属性器官也开始发育。男性特有的第二体征出现，如阴毛、胡须、喉结出现，声音低沉，骨骼强健，肌肉发达。睾酮还能刺激和维持正常性欲。

3. 维持生精作用

间质细胞分泌的睾酮进入曲细精管后可直接与支持细胞内的雄激素受体结合，或转化为活性更强的双氢睾酮后再与雄激素受体结合，促进精子的生成。

4. 对代谢的影响

睾酮能促进蛋白质的合成并抑制其分解，此作用不仅可促进附属性器官组织的发育，还能促进骨骼、肌肉和其他组织的蛋白质合成，刺激骨生长和骨骺的闭合，加速机体生长。睾酮对脂代谢有不利影响，可引起血中低密度脂蛋白含量增加，高密度脂蛋白含量减少，故而男性患心血管疾病的风险高于绝经前的女性。睾酮还参与调节机体水、电解质平衡，有类似肾上腺皮质激素的作用，可引起水钠潴留。

5. 其他作用

睾酮既可以促进肾脏合成促红细胞生成素，刺激红细胞生成，还可以作用于中枢神经系统，参与调节具有雄性特征的行为活动。

（三）抑制素

抑制素是睾丸支持细胞分泌的一种糖蛋白激素，由 α 和 β 两个亚单位组成。抑制素对腺垂体促卵泡激素（FSH）的分泌具有很强的抑制作用，生理剂量的抑制素对黄体生成素（LH）的分泌无显著影响。在性腺中还存在与抑制素结构相近但功能相反的物质，称为激活素，其可促进腺垂体 FSH 的分泌。

第二节 睾丸功能的调节

睾丸功能的启动和维持均依赖于内分泌系统的调节。睾丸的生精功能和内分泌功能均受下丘脑和腺垂体调节，而下丘脑、腺垂体的功能活动又受到睾丸分泌的睾酮和抑制素的负反馈调节，从而形成了下丘脑-腺垂体-睾丸轴（图6-2）。此外，睾丸内还存在着复杂的自分泌或旁分泌调节。

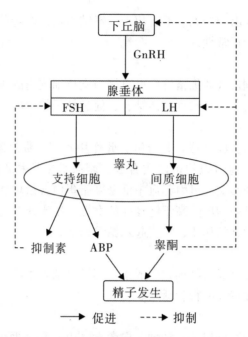

图 6-2 下丘脑-腺垂体-睾丸轴的功能联系

一、下丘脑-腺垂体-睾丸轴的调节

青春期前下丘脑分泌的促性腺激素释放激素（GnRH）以及腺垂体分泌的FSH和LH都处于较低水平。青春期开始后，下丘脑以脉冲式释放的形式分泌GnRH，每天可分泌8～10次，每次持续几分钟。GnRH经垂体门脉系统到达腺垂体，与靶细胞上的膜受体结合，经细胞内第二信使Ca^{2+}钙调蛋白介导，促使腺垂体分泌FSH和LH。LH的分泌也呈明显的脉冲式波动，但FSH的分泌量波动幅度很小。

FSH随血液循环到达睾丸并与曲细精管中的支持细胞上的相应受体结合，激活G蛋白-腺苷酸环化酶-cAMP-PKA信号转导途径，促进支持细胞合成分泌精子生成所需的各种物质，从而启动生精过程。

LH与间质细胞膜中的相应受体结合，也通过G蛋白-腺苷酸环化酶-cAMP-PKA信号途径促进间质细胞摄取和利用胆固醇，增强合成相关酶的活性，促进睾酮的合成。间质细胞分泌的睾酮进入血液后作用于靶器官，同时也与支持细胞分泌的ABP结合被运送至曲细精管，使曲细精管局部睾酮浓度较高，促进生精过程，特别是对生精维持具有重要作用。此外，FSH还可诱导间质细胞LH受体表达，间接促进睾酮分泌。

当血浆中睾酮浓度达到一定水平后，则通过负反馈机制作用于下丘脑和腺垂体，一方面直接抑制腺垂体分泌LH，另一方面也抑制下丘脑分泌GnRH，从而间接抑制腺垂体分泌FSH和LH。睾丸支持细胞还可在FSH的作用下分泌抑制素，选择性地抑制腺垂体FSH的合成和分泌。

下丘脑、腺垂体和睾丸之间的相互调节的关系，称为下丘脑-腺垂体-睾丸轴，该调节轴可使睾丸的生精和内分泌功能维持在适当的水平。由于睾酮对下丘脑和腺垂体存在负反馈抑制作用，如果出于某些原因（如健身、塑形等）滥用雄激素，可能会造成睾丸生精功能障碍。临床工作中治疗因雄激素减退导致性功能障碍又有生育要求的男性时，并非直接补充雄激素，而是使用具有 LH 作用的人绒毛膜促性腺激素或芳香化酶抑制剂类的药物。

二、睾丸内的局部调节

睾丸的功能除受到上述下丘脑和垂体的调控外，睾丸内各种细胞分泌的多种局部调节因子，如生长因子、胰岛素样因子、免疫因子，也可通过自分泌或旁分泌的方式参与睾丸功能的调控。

 第三节 男性不育症及男性节育

一、男性不育症

夫妇同居 1 年以上，未采用任何避孕措施的情况下，由于男方原因造成女方不孕者，则称为男性不育。

任何因素影响精子形成、成熟、排出、获能或受精，都可导致男性不育。男性不育症并不是一种独立的疾病，常由一种或多种疾病或因素造成。常见病因有：①先天性原因，如睾丸发育异常、先天性输精管缺如、隐睾等。②后天性泌尿生殖系统异常，如睾丸外伤、睾丸扭转、睾丸肿瘤、睾丸炎症等原因导致的睾丸萎缩、精液异常。③泌尿生殖道感染，如精囊炎、附睾炎、前列腺炎等。过多的白细胞产物可直接损伤精子膜；此外，生殖道感染还可引起输精管道梗阻，出现无精子症。④阴囊温度升高，如精索静脉曲张造成的阴囊局部温度升高，影响生育功能。⑤内分泌异常，主要与下丘脑－腺垂体－睾丸轴功能紊乱有关，如 Kallmann 综合征、垂体前叶功能不全、甲状腺功能亢进或减退、高催乳素血症等。⑥遗传性异常，如 Y 染色体缺陷、纤毛不动综合征、Klinefelter 综合征等。⑦免疫性不育，输精管结扎术、输精管吻合术及睾丸活检等有创操作后，血－睾屏障和精子免疫抑制机制受到破坏可导致免疫性不育。⑧全身性因素，如酗酒、营养不良、系统性疾病、环境因素等。⑨医源性因素，如大剂量糖皮质激素、免疫抑制剂、隐睾手术等由药物或手术治疗引起的精液异常，还包括化疗和放疗。⑩生活因素，如吸烟、肥胖、滥用药物等。⑪特发性原因，占 40%～50%。此外，勃起功能障碍、不射精或逆行射精等也可引起男性不育。

二、男性节育

男性节育是人类控制生育的重要措施之一。男性节育主要是指由男性采取避孕或绝育措施进而达到节制生育的目的。

（一）男性避孕

避孕方法必须遵循对健康无害、效果可靠、不影响性生活、经济、简便以及停用避孕措施后可恢复生育能力等原则。目前最常用的方法是使用避孕套。在没有避孕药具时，也可采用体外排精和会阴尿道压迫法避孕。此外，还有自然避孕法、外用杀精子药物避孕法等其他避孕方法。男性避孕药物研究虽取得了一定进展，但尚未能在临床推广应用。

1. 避孕套避孕

避孕套是由乳胶薄膜制成的套子，性交时套在阴茎上，阻止精液流至阴道内，从而达到避孕的目的。正确使用避孕套也是预防艾滋病和其他性传播疾病的有效方法。若正确而持续使用避孕套进行避孕，第一年意外妊娠率低于3/100妇女年。

2. 自然避孕法

自然避孕法是根据女性月经周期判断排卵前后的易受孕期，进行周期性禁欲达到避孕效果的避孕方法。该方法最符合自然状态，需夫妇密切配合，能达到较好避孕效果，为广大育龄夫妇接受。判断易受孕期方法主要有基础体温法、日历表法、症状－体温法和宫颈黏液法。对易受孕期判断有困难者，则需采用其他措施避孕。

3. 杀精子药物避孕法

在性生活前将外用杀精子药物放入阴道，杀伤排入阴道的精子，达到避孕的目的。若使用方法正确，避孕效果可达94/100妇女年。

（二）男性绝育

男性绝育是通过手术切断或结扎输精管，加压闭合输精管或植入堵塞物，电凝、化学等方法闭塞输精管，从而达到输精管通道被阻断效果的一种持久性节育措施。目前常用的措施如下所示。

1. 输精管结扎术

输精管结扎术（vasoligation）适用于为实行计划生育、经夫妇双方同意的已婚男性。有出血倾向、急性病和其他严重慢性疾病、严重神经症、精神病者及阴囊皮肤、睾丸、附睾、前列腺有炎症者，应暂缓施行手术；患有严重精索静脉曲张、鞘膜积液、腹股沟疝等疾病的患者可在上述疾病进行手术的同时施行输精管结扎术。

2. 输精管黏堵术

输精管黏堵术是经阴囊皮肤直接用注射针头穿刺输精管，然后注入快速凝固石炭酸504混合剂，使输精管堵塞的绝育方法。

输精管绝育术后，如遇到特殊情况（如子女死亡等）要求再生育者，可进行显微外科输精管吻合术。术后有95%以上可获得解剖上再通，长期随访妊娠率可达75%左右。

（张彩彩、李祎莹、翁启芳）

> **讨论：**
>
> 随着经济和工业化的发展，人类合成大量的内分泌干扰物。这些干扰物在环境中处处存在，它污染了我们的食物、饮用水等。例如，在普遍使用的蔬菜水果杀菌剂中，发现了存在抗雄激素化合物；一些家畜饲养厂，在饲养过程中使用雄激素达到增加瘦肉产量的目的。请结合所学知识分析，长期接触此类物质对人体造成的影响有哪些。

小结与思考

1. 睾丸是男性的主要性器官。男性生殖系统的功能主要有生精作用和分泌雄性激素。睾丸功能的调节主要受下丘脑-腺垂体-睾丸轴的调控。想一想，为什么有生育要求的育龄男性不能滥用雄激素。

2. 男性节育是人类控制生育的重要措施。请比较一下几种节育方法的特点。

单项选择题

1. 男性的主要生殖器官是_____。
   A. 精囊　　　　　B. 附睾　　　　　C. 前列腺　　　　　D. 睾丸
   E. 阴茎

2. 睾丸产生睾酮的细胞是_____。
   A. 睾丸的间质细胞　B. 睾丸的生殖细胞　C. 睾丸的支持细胞　D. 精原细胞
   E. 精母细胞

3. 睾酮的本质是_____。
   A. 类固醇激素　　B. 固醇类激素　　C. 肽类激素　　　D. 蛋白质类激素
   E. 胺类激素

（张彩彩、李祎莹、翁启芳）

参考答案

1—3　DAA

第七章 男性生殖系统疾病病理

第一节 前列腺疾病

一、良性前列腺增生

良性前列腺增生（benign prostatic hyperplasia，BPH）指由间质和腺体增生引起的良性前列腺肿大，常呈小叶状分布。良性前列腺增生的病因不清，可能与雄激素有关，尤其是双氢睾酮（DHT）。良性前列腺增生主要见于 40 岁以上男性，并随年龄增长发病率稳步上升，是男性泌尿系统最常见的疾病。

（一）病理变化

肉眼观，前列腺呈结节状增大，主要位于前列腺移行区，偶尔可见于外周带，尿道前列腺部因挤压呈裂隙状；重量大于 20 g，严重者可达 300 g。病变颜色和质地与增生成分有关，以腺体增生为主时呈淡黄色，质地软，切面可见大小不一的蜂窝状腔隙，挤压可见乳白色前列腺液流出；以纤维平滑肌增生为主者，颜色灰白，质地较韧，与周围正常前列腺组织分界不清。光镜下，病变呈大小不一、界限清楚的结节，大小 0.1～10 mm；高倍镜下可见，增生结节主要由不同比例的腺体和间质构成（图 7-1）。增生的腺体由外层基底细胞和内层分泌细胞构成，大小和形状各异，呈乳头状向腔内突起或腺体扩张呈囊状，腔内常含有淀粉小体（一种糖蛋白的浓缩分泌物）；腺体内层的分泌细胞从扁平到柱状，胞质淡染，核形态规则，位于中央，无明显核仁。间质由增生纤维组织和平滑肌构成。良性前列腺增生结节内可见淋巴细胞和浆细胞灶性或弥漫性浸润，可见局灶梗死和钙化。梗死的机制尚不清楚，可能与保留导尿、膀胱炎或前列腺炎引起的前列腺感染或创伤有关。感染或创伤可导致尿道动脉前列腺部血栓形成。

（二）临床病理联系

良性前列腺增生多见于移行区和中央区，故常见尿道前列腺部受压而产生尿道梗阻的症状和体征，表现为排尿困难、尿流变细、滴尿、尿频和夜尿增多。部分病例可发生尿潴留和膀胱扩张。尿液潴留可进一步诱发肾盂积水及尿路感染，严重者可致肾衰竭。

良性前列腺增生是一种临床常见而重要的疾病，但其诊断主要根据临床表现和体征，而不是穿刺活检。

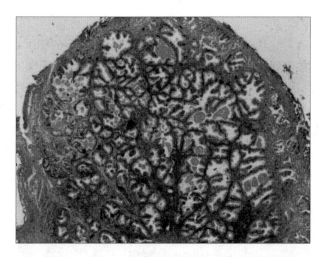

图7-1 良性前列腺增生(光镜下),显示增生结节主要由不同比例的腺体和间质构成

二、前列腺癌

前列腺癌(prostatic cancer)包括腺泡腺癌、高级别前列腺上皮内瘤、导管内癌、导管腺癌、鳞状细胞癌、腺鳞癌、基底细胞癌、尿路上皮癌和神经内分泌肿瘤等。其中,腺泡腺癌是指发生于前列腺腺泡上皮的恶性肿瘤,最常见,占前列腺恶性肿瘤的95%以上,多见于50岁以上男性,发病率随年龄增长而增高。前列腺癌发病率和死亡率在欧美国家仅次于肺癌,占所有恶性肿瘤的第二位。虽然亚洲地区的发病率相对较低,但近年来呈逐渐上升趋势。病因不清,去势手术(切除睾丸)或服用雌激素可抑制肿瘤生长,提示雄激素与前列腺癌发生相关。

(一)病理变化

肉眼观,70%的肿瘤发生在前列腺的外周区,灰黄结节状,质韧偏硬,与周围分界不清(图7-2)。光镜下,肿瘤由分化程度不一的异型细胞构成,呈规则或不规则腺样、筛状或实性片状排列。腺样结构仅由单层上皮细胞构成,无基底细胞;肿瘤细胞通常胞质丰富,具有明显的大红核仁(图7-3)。根据肿瘤组织结构特征,对前列腺癌进行分级(Gleason分级),1~5级,并在Gleason分级基础上对肿瘤进行分级分组,不同的分级分组预后不同。

(二)扩散和转移

5%~20%的前列腺癌可发生局部浸润和远处转移。前列腺癌易浸润周围的被膜(前列腺外的纤维平滑肌)、精囊、腺体顶部和膀胱,前列腺尿道部和直肠浸润罕见。骨骼系统和淋巴结是前列腺癌最常见的转移部位。前者通过血道转移,腰椎、骶骨和骨盆转移最常见,可能通过Baston椎体静脉系统转移。骨转移通常为多发性,表现为成骨性、溶骨性或成骨溶骨混合性改变。男性的骨转移肿瘤应首先想到前列腺癌转移的可能。淋巴道转移最常见的部位是通过盆腔淋巴链转移到腹膜后淋巴结,少数情况下可转移到前列腺周围/精囊周围淋巴结或直肠周围淋巴结,偶可发生在左锁骨上或纵隔淋巴结转移。

(三) 临床病理联系

前列腺癌早期一般无症状,常在因前列腺增生型手术切除的标本中,或在死后解剖中被偶然发现。因大多数前列腺癌呈结节状位于被膜下,直肠指检是发现前列腺癌实用而有效的方法。正常前列腺组织可分泌前列腺特异性抗原(PSA),而前列腺癌分泌的 PSA 是正常组织的 10 倍以上并可出现在循环血液中,故血清 PSA 检测是前列腺癌敏感而特异的检测方法。前列腺癌的预后影响因素较多,其中,术前血清 PSA 水平、TNM 分期分组、Gleason 分级及分级分组(grading groups)和手术切缘情况是重要的预后影响因素。

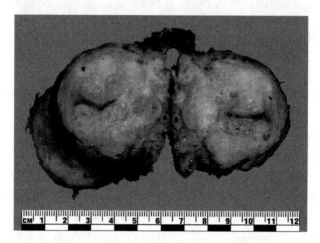

图 7-2 前列腺癌(大体),显示尿道周围灰白、灰黄色结节状肿块

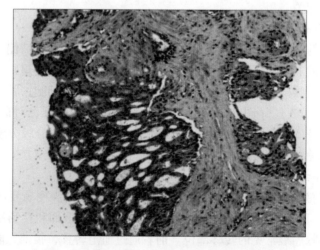

图 7-3 前列腺癌(光镜下),显示肿瘤细胞由单层上皮构成,呈筛状或实性片状排列

第二节 睾丸肿瘤

睾丸肿瘤包括生殖细胞肿瘤、性索－间质肿瘤、混合性生殖细胞－性索－间质肿瘤、非特异性睾丸原发肿瘤和转移性肿瘤等，其中，生殖细胞肿瘤来源于生精小管生殖上皮，占所有睾丸肿瘤的90%。

睾丸生殖细胞肿瘤的发病率为2/10万～10/10万，15～50岁是发病高峰年龄，尤其多见于青年男性（25～29岁）。肿瘤组织学类型与发病年龄明确相关，儿童常见畸胎瘤和卵黄囊瘤，精原细胞瘤（seminoma）罕见；60岁以上患者则常见精原细胞瘤。性腺发育不全、隐睾、雄激素不敏感综合征和精子减少性不育症患者发病率增高。此外，睾丸生殖细胞肿瘤具有家族倾向性，8%～14%患者发生双侧睾丸肿瘤。睾丸生殖细胞肿瘤的分类方法较多，最常见也是最重要的分类方法是将肿瘤分为精原细胞瘤和非精原细胞瘤性生殖细胞肿瘤（non-seminomatous germ cell tumors，NSGCT）。

精原细胞瘤占睾丸所有肿瘤的30%～40%，包括经典型和精母细胞型两种主要类型。

经典型精原细胞瘤约占精原细胞瘤的93%，发病高峰年龄为41.9岁。肉眼观，肿瘤通常中等大小，切面实性均质，淡黄色，可见界限清楚的坏死灶（图7－4）。光镜下，肿瘤呈巢团状分布，周围常包绕富于淋巴细胞的纤维带；肿瘤细胞形态较一致，圆形，胞膜清楚，胞质丰富，淡染或透明，胞核大，居中，染色质粗块状，通常有一个显著的嗜双色性核仁；核仁形态多样，不规则。

精母细胞型精原细胞瘤占所有精原细胞瘤的4%～7%，发病年龄较经典型精原细胞瘤大，高峰年龄为65岁。肉眼观，肿瘤质软，切面呈胶样外观。光镜下，肿瘤细胞呈圆形，大小差别较大，可见瘤巨细胞和小淋巴细胞样肿瘤细胞，核分裂较多见。

NSGCT主要包括四种肿瘤：胚胎性癌、成熟性和不成熟性畸胎瘤、绒毛膜癌和卵黄囊瘤（内胚窦瘤）等。

胚胎性癌。肉眼观，肿瘤呈实性，灰白色，常伴有出血和坏死，有时坏死比较广泛。光镜下，肿瘤完全由未分化细胞构成，呈实性团片状分布，或显示胚胎性结构、滋养层、胚外内胚层或中胚层或腺管形成的早期分化特征。

畸胎瘤。成熟性畸胎瘤占所有睾丸肿瘤的5%～10%。肉眼观，肿瘤多呈囊性或分叶状，可见骨或软骨成分。光镜下，肿瘤可见多个胚层组织，最常见的是神经组织、软骨和各种上皮。睾丸畸胎瘤有较高比例或肿瘤某一区域出现不成熟组织，尤其是间质、上皮和神经组织中常见不成熟成分，称为不成熟性畸胎瘤。

绒毛膜癌。绒毛膜癌大约占睾丸肿瘤的5%。肉眼观，肿瘤通常较小，睾丸体积无明显增大，常伴有出血和坏死。光镜下，肿瘤主要由合体滋养层细胞样细胞和细胞滋养层细胞样细胞构成。

卵黄囊瘤。卵黄囊瘤是一种类似于胚胎卵黄囊组织的单系发育的畸胎瘤，主要发生于婴儿和儿童（通常小于2岁），预后好。肉眼观，肿瘤通常质软，切面可见微囊形成。光镜下，肿瘤呈微囊、乳头、腺管/腺泡等多种结构，可见典型的Schiller-Duval小体、细胞内外玻璃样包涵体等特征性结构。

扩散和转移。睾丸生殖细胞肿瘤可蔓延浸润睾丸门和白膜等部位。睾丸肿瘤通过淋巴道首先转移到主动脉周围和髂淋巴结,然后转移到纵隔和左锁骨上淋巴结。血道转移最常见的部位是肺、肝、脑和骨。

预后。总的来说,睾丸生殖细胞肿瘤预后较好。临床分期和肿瘤组织学类型是影响预后的重要因素。

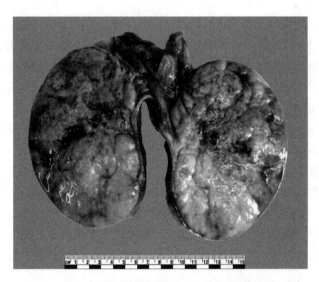

图 7-4 睾丸精原细胞瘤(大体),显示睾丸结节状肿块,表面被薄层纤维血管膜包裹,切面淡黄色,实性增生,质韧,取代整个睾丸

 第三节 阴茎病变

一、阴茎尖锐湿疣

尖锐湿疣(condyloma acuminatum)是一种性病,由低危型人类乳头状瘤病毒(human papilloma virus, HPV)引起的鳞状上皮增生性病变,以乳头状增生和挖空细胞(koilocyte)形成为特征,多见于20~40岁人群。最常见的低危型HPV为HPV 6和HPV 11型。阴茎尖锐湿疣多见于尿道口、舟状窝或阴茎头。肉眼观,病变呈息肉状或菜花状突起,单个或成簇。光镜下,鳞状上皮围绕纤维血管轴心呈乳头状增生,可见挖空细胞,细胞核大而不规则,核膜皱褶,核周空晕。

该病通过性传播,HPV 疫苗可预防感染。治疗可采用手术、激光或冷冻等方法。已感染细胞中潜伏的 HPV 不易被清除,故治疗后复发率高。

二、阴茎肿瘤

阴茎的良性肿瘤多源于皮肤附件,形态学改变与其他部位皮肤肿瘤相似。

阴茎的恶性肿瘤包括上皮源性肿瘤和间叶源性肿瘤。

阴茎鳞状细胞癌是发生于阴茎鳞状上皮的恶性肿瘤,多见于老年人,80岁左右是发病高峰年龄。该肿瘤罕见,但却是第一个已知的、与职业相关的恶性肿瘤(打扫烟囱者、接触石蜡和焦油者等)。此外,肿瘤发生与HPV有一定关系。包皮环切可保持生殖器局部的卫生,减少含有HPV和其他致癌物质的包皮垢,可有效减少阴茎癌的发生。

(一)病理变化

阴茎鳞状细胞癌通常见于阴茎头、包皮和阴茎体。肉眼观,根据肿瘤生长方式,可分为表浅播散性、外生为主性(蕈样、疣状)和内生性(浸润性、溃疡性和纵向性)。光镜下,肿瘤均表现为不同分化程度的鳞状细胞癌,大部分病例分化较好,可见明显角化。

疣状癌(verrucous carcinoma)占全部阴茎癌的5%,属于高分化鳞状细胞癌。光镜下,肿瘤表现为膨胀性浸润性生长,肿瘤细胞呈巢团状浸润,无不规则间质浸润。

(二)扩散和转移

阴茎不同部位的鳞状细胞癌之间可相互蔓延。例如,龟头的鳞状细胞癌可蔓延至冠状沟和包皮,而包皮的鳞状细胞癌亦可以蔓延至冠状沟和龟头。此外,肿瘤还可以发生垂直蔓延,如累及阴茎海绵体、尿道海绵体和尿道。阴茎筋膜是肿瘤蔓延的另一重要通道。通过淋巴道,阴茎鳞状细胞癌可转移到腹股沟浅、深淋巴结和盆腔淋巴结。通过血道,肿瘤可转移到肝脏、腹膜后和肺等部位。

(三)临床病理联系

阴茎鳞状细胞癌进展缓慢,预后较好,5年和10年生存率分别可达77%和71%。与预后相关的因素包括临床分期、局部浸润(尤其是阴茎海绵体或包皮皮肤浸润)、组织学类型和分级、血管浸润和P53高表达。

(王明华、翁启芳)

讨论:

前列腺癌是老年男性常见的生殖系统恶性肿瘤,去势手术(切除睾丸)或服用雌激素是该肿瘤的治疗手段之一。请思考:去势治疗或服用雌激素对患者生活质量有什么影响?

 小结

1. 前列腺癌是前列腺最常见的恶性肿瘤,70%的肿瘤发生在前列腺的外周区,骨骼系统和淋巴结是其最常见的转移部位。

2. 生殖细胞肿瘤是睾丸最常见的肿瘤,包括一组来源于生精小管生殖细胞的恶性肿瘤,组织学类型与年龄密切相关。

☞ 单项选择题

1. 关于良性前列腺增生,下列说法错误的是_____。
   A. 常见于老年人
   B. 主要位于前列腺外周带
   C. 包括腺体和间质的增生
   D. 穿刺活检不是诊断良性前列腺增生的主要方法
   E. 临床表现为排尿困难、尿流变细、滴尿、尿频和夜尿增多

2. 关于前列腺癌,下列说法正确的是_____。
   A. 发病与性激素相关
   B. 前列腺外周区是该肿瘤的好发部位
   C. 肿瘤由内层腺上皮和外层基底细胞构成
   D. 骨骼是前列腺癌最常见的转移部位,最多见于股骨
   E. 患者血清PSA水平不同程度增高

3. 关于睾丸生殖细胞肿瘤,正确的是_____。
   A. 睾丸精原细胞瘤起源于睾丸生殖上皮,而非精原细胞瘤性生殖细胞肿瘤起源于睾丸性索间质
   B. 睾丸生殖细胞肿瘤尤其多见于青年男性,组织学类型与发病年龄之间密切相关,儿童常见精原细胞瘤
   C. 睾丸生殖细胞肿瘤常通过血道转移至肺、肝、脑和骨
   D. 绒毛膜癌不见于男性
   E. 睾丸生殖细胞肿瘤预后极差

4. 下列说法,错误的是_____。
   A. 尖锐湿疣与高危型人类乳头状瘤病毒感染有关
   B. 阴茎鳞状细胞癌进展缓慢,预后较好
   C. 阴茎疣状癌是一种高分化鳞状细胞癌
   D. 鳞状上皮乳头状增生和挖空细胞是尖锐湿疣的形态学特点
   E. 阴茎头、包皮和阴茎体是阴茎鳞状细胞癌的好发部位

(王明华)

参考答案
1—4 BCCA

第八章　作用于男性生殖系统的药物

第一节　治疗良性前列腺增生的药物

良性前列腺增生（benign prostatic hyperplasia，BPH）即前列腺增生症，也称前列腺肥大（prostatic hypertrophy，PH），是指由前列腺腺体的非恶性增大而导致的一系列泌尿系统症状。临床表现为下尿路症状及相关并发症。BPH 是中老年男性泌尿系统的常见病和多发病，其确切病因尚未完全明了。现有的研究表明，BPH 的发生发展是多种因素共同作用的结果，如年龄、遗传、吸烟、饮食、饮酒、肥胖、性生活、糖尿病、各种激素（雄激素、雌激素、催乳素、胰岛素等）和生长因子（成纤维生长因子、上皮生长因子、胰岛素生长因子、神经生长因子等），均可通过不同或相同的途径作用于前列腺组织细胞，使腺体增生。其中，年龄增长和有功能的睾丸是 BPH 发病的两个必不可少的条件，随着年龄增长，体内性激素的平衡失调可能是 BPH 的重要病因。睾丸分泌的雄激素（睾酮），需在 5α-还原酶的作用下转化为生理活性更强的双氢睾酮（dihydrotestosterone，DHT）才能发挥雄激素对前列腺的作用，以刺激前列腺增生，而 DHT 必须与雄激素受体结合才能发挥其效应。5α-还原酶缺乏及阻断雄激素受体均可抑制 BPH 发生。目前，治疗 BPH 的常用药物有 α_1-肾上腺素受体阻断药、5α-还原酶抑制剂和雄激素受体阻断药（图 8-1）。近年来，β_3 受体激动药、M 受体阻断药及磷酸二酯酶-5 抑制剂也被用于 BPH 合并膀胱过度活动症的治疗。BPH 药物治疗的短期目标是改善下尿路症状，长期目标是延缓疾病的临床进程，预防并发症。本节主要介绍治疗 BPH 的常用药物。

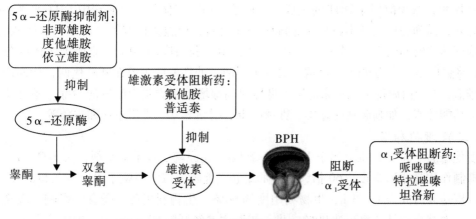

图 8-1　治疗前列腺增生常用药物的作用靶点

一、α_1 - 肾上腺素受体阻断药

前列腺增生对尿道及膀胱出口产生压迫作用可引起排尿功能障碍。增生的前列腺体、前列腺包膜、膀胱颈及尿道平滑肌有丰富的 α_1 受体，其中以 α_{1A} 亚型为主。自 20 世纪 80 年代中期，α_1 - 肾上腺素受体阻断药就已经广泛用于 BPH 患者的治疗。其作用机制是通过阻断 α_1 受体，抑制前列腺、膀胱、尿道平滑肌的收缩，使尿道闭合压力下降，缓解膀胱出口动力性梗阻，从而改善 BPH 患者的排尿障碍症状。根据 α_1 受体阻断药对心血管的影响不同，该类药物可分为三代。

第一代药物以酚苄明为代表，因其能同时阻断血管平滑肌的 α_1 受体和突触前膜的 α_2 受体，在明显改善前列腺增生引起的阻塞性排尿困难症状的同时，还会引起直立性低血压、反射性心动过速、头痛、头晕、乏力等不良反应，现已少用。

第二代药物为选择性 α_1 受体阻断药，包括哌唑嗪、特拉唑嗪、多沙唑嗪和阿夫唑嗪等。与第一代药物比较，第二代药物对突触前膜的 α_2 受体无阻断作用，不易引起反射性心动过速，但因缺乏对受体亚型的选择性和组织选择性，仍可引起直立性低血压。

第三代药物为坦洛新、西洛多辛等。这些药物对前列腺和膀胱平滑肌的 α_{1A} 受体有高选择性，故对心率和血压无明显影响，已成为治疗 BPH 患者下尿路症状的一线药物。

本类药物适用于有下尿路症状的 BPH 患者，起效快，疗效好，但不能缩小前列腺体积，因而只能针对下尿路症状发挥有限作用，甚至会失效。

二、5α - 还原酶抑制剂

5α - 还原酶是体内依赖还原型辅酶 Ⅱ（NADPH）的膜蛋白酶，已知有 Ⅰ 型和 Ⅱ 型两种同工酶，Ⅰ 型主要分布于皮肤和肝脏，Ⅱ 型主要存在于前列腺体。5α - 还原酶抑制剂能通过抑制前列腺组织 5α - 还原酶的活性，减少 DHT 的生成，进而缩小前列腺体积，改善排尿障碍症状。常用的 5α - 还原酶抑制剂主要有非那雄胺、度他雄胺、依立雄胺等。

（一）非那雄胺

非那雄胺（finasteride）属于 4 - 氮甾体激素类化合物，分子结构与睾酮相似，能与睾酮竞争 5α - 还原酶，是选择性 Ⅱ 型 5α - 还原酶抑制剂。非那雄胺通过特异性抑制 Ⅱ 型 5α - 还原酶，减少前列腺 DHT 的生成，从而缩小前列腺体积，对血清中 DHT 水平影响较小。此外，前列腺体积缩小还与非那雄胺诱导前列腺细胞凋亡有关。本品口服吸收良好，血药浓度达峰时间约 2 h，半衰期为 4~7 h，生物利用度约 80%。非那雄胺体内分布广泛，血浆蛋白结合率为 90%，可透过血-脑屏障，非那雄胺主要在肝脏代谢，代谢产物经粪便排泄，少量由尿排出。临床适用于良性前列腺增生和雄激素脱发的治疗。不良反应主要有性功能障碍，如勃起功能障碍、性欲减退、射精异常、乳房不适和皮疹等。

（二）度他雄胺

度他雄胺（dutasteride）属于 Ⅰ 型和 Ⅱ 型 5α - 还原酶的双重抑制剂，对 Ⅰ 型 5α - 还原酶的抑制作用是非那雄胺的 60 倍，比非那雄胺更能降低双氢睾酮水平。本品口服吸收快，血药浓度达峰时间为 1~3 h，生物利用度约 60%，生物利用度不受食物影响。表观分布容积大，血浆蛋白结合率高达 99%。度他雄胺主要经肝脏 CYP3A4 和 CYP3A5 代谢，代谢

产物经粪便排泄和尿排出。本品适用于中、重度症状良性前列腺增生患者的治疗，能长久改善BPH症状，降低急性尿潴留和手术的风险，还能降低前列腺癌的发病率。最常见的不良反应为勃起功能障碍、性欲减退及男性乳腺增生等。

（三）依立雄胺

依立雄胺（epristeride）为非竞争性Ⅱ型5α-还原酶抑制剂，能与5α-还原酶、NADPH形成三元复合物，抑制5α-还原酶的活性，减少DHT生成，使增生的前列腺体萎缩，达到治疗BPH的目的。临床用于治疗良性前列腺增生症，疗效优于非那雄胺。不良反应发生率为3.7%，可见恶心、失眠、头昏、勃起功能障碍、食欲下降及腹胀不适等。

三、雄激素受体阻断药

（一）氟他胺

氟他胺（flutamide）又称氟硝丁酰胺，为非甾体类雄激素受体阻断药。本品口服吸收快且完全，原形药物及其代谢产物2-羟基氟他胺与血浆蛋白的结合率均大于85%，后者的血浆半衰期和血药浓度达峰时间分别为6 h和2 h，是本品在体内的主要活性形式。氟他胺及其活性代谢产物均能与雄激素竞争雄激素受体，抑制雄激素与雄激素受体复合物的形成，从而拮抗雄激素对前列腺的促增生作用。少数患者有恶心、呕吐、腹泻，男性乳房女性化、乳房触痛，一过性肝功能异常及精子计数减少等不良反应。妇女、儿童及肝功能障碍患者禁用。

（二）普适泰

普适泰（prostat）能特异性阻断DHT与前列腺雄激素受体的结合，从而抑制前列腺增生。个别患者可出现轻微腹胀、胃灼热和恶心等不良反应。儿童禁用。

第二节 治疗勃起功能障碍的药物

勃起功能障碍（erectile dysfunction，ED）又称阳痿（impotence，IMP），是指阴茎持续不能达到或维持足够的勃起以获得满意的性生活。阴茎勃起是一个复杂的心理和生理过程，涉及神经、血管、激素、情感等多个方面。阴茎动脉血管和海绵体平滑肌舒张是阴茎勃起的关键因素。当性兴奋时，阴茎动脉血管扩张，血流灌注增加，海绵体平滑肌松弛，血液流入阴茎海绵体使其膨大，膨大的海绵体压迫静脉使血液回流受阻，海绵体血窦充血膨胀变硬，阴茎勃起。ED的病因主要与以下因素有关：①年龄。随着年龄的增大，人体各个器官逐渐衰退，阴茎勃起能力也会随之下降。②疾病。机体的器官或系统发生病理性改变，如动脉硬化、甲状腺功能亢进或低下、睾丸发育不良、性腺功能低下、内分泌疾病和泌尿生殖系统疾病等。③不良生活方式，如吸烟、酗酒、过度劳累等。④使用某些药物，如降压药、利尿药、抗抑郁药、激素类药、抗胆碱药、镇静催眠药等。⑤心理因素。治疗ED的药物可分为非激素类药物和激素类药物两类。

一、非激素类药物

(一) 5型磷酸二酯酶抑制剂

5型磷酸二酯酶（PDE5）是环磷酸鸟苷（cGMP）特异性的水解酶，在阴茎海绵体中高表达。PDE5抑制剂通过NO-cGMP信号通路调控阴茎勃起功能。阴茎海绵体内非肾上腺素非胆碱（non-adrenergic non-cholinergic，NANC）神经元和血管内皮细胞上有一氧化氮合酶（nitric oxide synthase，NOS）。在性刺激时，NOS催化L-精氨酸和氧分子反应生成和释放NO，NO激活海绵体平滑肌细胞中的鸟苷酸环化酶（guanosine cyclase，GC）催化三磷酸鸟苷（guanosine triphosphate，GTP）转化为cGMP，cGMP激活血管平滑肌上的cGMP依赖性蛋白激酶（cGMP-dependent protein kinases，PKG），使细胞内Ca^{2+}释放减少和细胞外Ca^{2+}内流减少，海绵体平滑肌松弛，阴茎勃起（图8-2）。PDE5能水解cGMP，细胞内Ca^{2+}增加，阴茎海绵体平滑肌收缩，导致阴茎疲软。PDE5抑制剂通过抑制PDE5活性，提高阴茎海绵体血管平滑肌细胞内cGMP浓度，增强NO介导的海绵体平滑肌松弛作用，使阴茎动脉血流增加，阴茎海绵窦充血、膨胀，促进阴茎勃起。PDE5抑制剂是治疗ED的首选药物，常用于治疗ED的PDE5抑制剂有西地那非、他达拉非和伐地那非等。本类药物需在给予性刺激的情况下才能诱导阴茎有效勃起。PDE5抑制剂发挥抗ED的作用依赖于内源性NO，内皮功能障碍或神经损伤可引起内源性NO不足而导致疗效下降甚至无效。

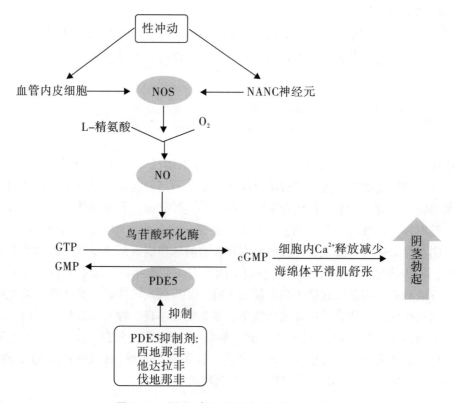

图8-2 PDE5抑制剂治疗ED的作用机制

1. 西地那非

西地那非（sildenafil）是 PDE5 选择性抑制剂。1998 年由 FDA 批准上市，是第一个用于临床的口服抗 ED 药。本品口服吸收迅速，吸收率受食物影响。服药后 0.5～2 h 血药浓度达峰值，半衰期 4 h，绝对生物利用度 40%，作用持续时间 4 h，血浆蛋白结合率为 84%。西地那非主要经肝脏的微粒体酶 CYP3A4 代谢，少量药物经 CYP2C9 代谢，其代谢产物 N-去甲西地那非对 PDE5 有选择性抑制作用，作用强度约为西地那非的 50%。本品主要以代谢产物的形式经粪便排泄，少量由尿排泄，临床上适用于各种 ED 的治疗。最常见的不良反应是头痛、面色潮红、视物模糊、鼻充血，偶见心肌梗死、心源性猝死、室性心律失常、脑出血、一过性脑缺血和高血压，多发生于性活动期间或刚结束时。高剂量时抑制视网膜 PDE6，可引起色觉异常。禁用于服用硝酸盐或有不稳定性心脑血管疾病的患者。

2. 他达拉非

他达拉非（tadalafil）对 PDE5 的特异选择性高于西地那非，口服吸收快，吸收率和吸收程度不受食物影响，半衰期 17.5 h，药效持续时间长达 48 h，主要以无活性的代谢产物形式排泄。临床适应证同西地那非。他达拉非对视网膜 PDE6 的亲和力小，无色觉异常，常见的不良反应为头痛和消化不良。禁忌证同西地那非。

3. 伐地那非

伐地那非（vardenafil）与西地那非相比，有速效、强效、高选择性、耐受性良好等特点。本品口服给药吸收迅速，绝对生物利用度为 15%，空腹给药最快 15 min 起效，半衰期 4～5 h，与高脂饮食同时摄入会降低伐地那非的吸收率，但不影响其吸收程度。伐地那非主要由肝脏 CYP3A4 代谢，小部分由 CYP3A5 和 CYP2C9 同工酶代谢，代谢产物大部分经粪便排泄，少量经尿排泄。伐地那非适用于各种 ED 的治疗，不良反应与西地那非相似，但大多会在短时间内消失。禁忌证同西地那非。

（二）α 受体阻断药

育亨宾（yohimbine）是一种天然的吲哚生物碱，最早从西非茜草科植物的干燥树皮中提取而得。育亨宾能选择性地阻断支配阴茎海绵体的副交感神经末梢突触前膜的 α_2 受体，促进 ACh 的释放，扩张阴茎动脉，使海绵体血流量增加，阴茎充血勃起。育亨宾适用于非器质性 ED 患者的治疗。不良反应主要有头痛、头晕、恶心、皮疹等，偶有心悸、尿频、一过性高血压。

非选择性 α 受体阻断药酚妥拉明和选择性 α_1 受体阻断药哌唑嗪也可用于 ED 治疗。前者通过阻断 α_1 受体和 α_2 受体，使血管扩张，阴茎海绵体平滑肌舒张，促使阴茎勃起；后者主要阻断 α_1 受体，使阴茎勃起，用于非器质性勃起功能障碍。

（三）其他

1. 阿扑吗啡

阿扑吗啡（apomorphine）是一种 D_2 受体激动药，其抗 ED 作用的机制是通过作用于脑室旁核的多巴胺受体，激活下丘脑-海马-催产素能通路，经脊髓传入阴茎，使阴茎动脉扩张、血流量增加而勃起；也可激活 NOS，使 NO 合成增加，从而使阴茎血管扩张，血流量增加，导致阴茎勃起。阿扑吗啡舌下含服 20 min 内可诱发阴茎勃起。常见的不良反应有恶心、呕吐、直立性低血压、多汗、嗜睡和眩晕等。本品不会引起成瘾，也不会改变性欲。

2. 曲唑酮

曲唑酮（trazodone）是三唑吡啶的衍生物。其主要作用机制是阻断5-羟色胺受体，并抑制突触前5-羟色胺和去甲肾上腺素的再摄取，具有抗抑郁、抗焦虑和镇静作用。曲唑酮也有弱的抗胆碱能作用。其抗ED作用可能与抑制去甲肾上腺素再摄取有关。临床主要用于治疗非器质性ED。不良反应为困倦、头痛、头晕、乏力、口干、便秘等，一般在治疗的早期出现，应用一段时间后症状会减轻或消失。

二、雄激素类药

体内睾酮水平低下可导致ED。雄激素替代疗法能改善原发或继发性性腺功能减退，而对PDE5抑制剂无反应患者的勃起功能。雄激素包括天然雄激素及人工合成的雄激素。天然雄激素主要是睾酮，由睾丸间质细胞分泌，卵巢和肾上腺皮质也有少量分泌。睾酮的分泌受下丘脑-垂体-肾上腺皮质轴和下丘脑-垂体-性腺轴调节。人工合成的雄激素为睾酮的衍生物，属于甾体化合物。临床常用的雄激素类药物有丙酸睾酮（testosterone propionate）、丙酸睾酮（testosterone propionate，丙酸睾丸素）、甲睾酮（methyltestosterone）和十一酸睾酮（testosterone undecanoate）等，作用与睾酮相似。雄激素的作用主要通过雄激素受体（androgen receptor，AR）介导产生。目前用于ED治疗的口服激素类药主要是十一酸睾酮。

（一）药理作用

（1）生殖系统。雄激素能促进男性生殖器官的发育和成熟，形成并维持男性第二性征，促进精子的生成与成熟。大剂量雄激素可反馈抑制促性腺激素分泌，减少女性雌激素的分泌。

（2）血液系统。骨髓造血功能低下时，大剂量雄激素可促进肾脏分泌红细胞生成素和直接刺激骨髓造血功能，使红细胞生成增加，调节凝血和纤溶的过程。

（3）对代谢的影响。雄激素有蛋白同化作用，同时可引起水、钠、钙、磷的潴留；增加骨骼中钙、磷的沉积及骨质形成；调控糖脂代谢，可改善男性糖脂代谢紊乱，降低男性肥胖及肥胖相关疾病的发生。

（4）免疫增强作用。促进免疫球蛋白的合成，增强机体免疫功能和巨噬细胞的吞噬功能，并具有一定的抗感染能力，并且具有与糖皮质激素相似的抗炎作用。

（二）体内过程

睾酮口服易吸收，但在肝脏易被代谢，不宜口服，通常注射给药或经皮给药。睾酮酯化物（丙酸睾酮、十一酸睾酮）的油溶液肌内注射后吸收缓慢，作用维持时间较长。甲睾酮不易被肝脏破坏，既可口服，也可用于舌下给药。睾酮主要在肝脏代谢，部分代谢产物与葡萄糖醛酸或硫酸结合后，随尿液排出。

（三）临床应用

（1）替代疗法。用于男性性腺机能减退的睾酮替代治疗，如睾丸切除后、无睾症、睾丸炎、克氏综合征、垂体功能低下、内分泌性勃起功能障碍、中老年男子部分性雄激素缺乏综合征等。

（2）再生障碍性贫血。雄激素可以改善骨髓的造血功能，可用于再生障碍性贫血的辅助治疗，也可用于其他贫血性疾病的治疗。

（3）其他。小剂量的雄激素可用于各种消耗性疾病、骨质疏松、生长延缓、长期卧床、放疗等身体虚弱患者的治疗，可增加食欲，加快患者体质恢复。雄激素还可用于类风湿性关节炎的治疗。

（四）不良反应

长期大剂量应用雄激素，易致胆汁淤积性肝炎，出现黄疸、肝功能异常。女性患者可出现男性化的改变，如痤疮、多毛、声音变粗、闭经、乳腺退化等。男性患者则出现睾丸萎缩，精子生成减少。

（林明琴）

> 讨论：
>
> 1998 年，一种轰动全球的治疗男性勃起功能障碍（ED）的蓝色小丸（枸橼酸西地那非片）在美国上市，该药是第一个以磷酸二酯酶为作用靶点，促进男性阴茎勃起而达到治疗 ED 目的的传奇药物。有报道称使用该药会出现阴茎坏死和心脏猝死，请从药理学角度解释其可能的原因。

小结与思考

1. 药物治疗 BPH 的靶点有哪些？了解了 BPH 的发病机制及其临床表现，就能找出药物治疗的靶点。不同的作用靶点能够解决前列腺增生产生的哪些问题？我们应该如何选择这些药物？

2. 治疗 ED 的药物可以从哪些途径发挥作用？从阴茎勃起的过程找出影响阴茎勃起的关键因素，便可以理解药物治疗 ED 的机制及特点。

单项选择题

1. 不能缩小前列腺体积的药物是_____。
   A. 非那雄胺　　B. 坦洛新　　C. 度他雄胺　　D. 依立雄胺
   E. 氟他胺

2. 西地那非治疗 ED 的机制是_____。
   A. 激动 D_2 受体　　　　　　　B. 抑制 PDE6 活性
   C. 阻断 5-羟色胺受体　　　　　D. 抑制 PDE5 活性
   E. 激动 α_2 受体

（林明琴）

参考答案

1—2　BD

参考文献

[1] KATZUNG B G. Basic and clinical pharmacology [M]. New York:McGraw-Hill,2012:251-269.

[2] 步宏,李一雷. 病理学[M]. 9版. 北京:人民卫生出版社,2018:261-279,293-294.

[3] 陈孝平,汪建平,赵继宗. 外科学[M]. 9版. 北京:人民卫生出版社,2018:591-598.

[4] 丁文龙,刘学政. 系统解剖学[M]. 9版. 北京:人民卫生出版社,2018:142-178.

[5] 郭应禄,唐孝达. 泌尿系统[M]. 北京:人民卫生出版社,2015:170-173.

[6] 李继承,曾园山. 组织学与胚胎学[M]. 9版. 北京:人民卫生出版社,2018:164-172,174-180.

[7] 李俊. 临床药理学[M]. 北京:人民卫生出版社,2015:325-333.

[8] 罗塞-阿克曼. 外科病理学:泌尿道与男性生殖系统分册[M]. 10版. 郑杰,主译. 北京:北京大学医学出版社,2017:1-147,187-283.

[9] 石玉秀. 组织学与胚胎学[M]. 3版. 北京:高等教育出版社,2018:180-188,189-195.

[10] 孙银平. 临床病理生理学[M]. 北京:人民卫生出版社,2016:169-182.

[11] 唐军民,李继承. 组织学与胚胎学[M]. 北京:北京大学医学出版社,2011:186-196,197-205.

[12] 王建枝,钱睿哲. 病理生理学[M]. 9版. 北京:人民卫生出版社,2018:237-256.

[13] 王庭槐. 生理学[M]. 9版. 北京:人民卫生出版社,2018:226-254.

[14] 徐长福,魏强. 泌尿系统[M]. 北京:人民卫生出版社,2015:38-69.

[15] 杨宝峰,陈建国. 药理学[M]. 9版. 北京:人民卫生出版社,2018:209-217,321-322.

[16] 杨宝峰. 基础与临床药理学[M]. 2版. 北京:人民卫生出版社,2014:174-182,428-433.

[17] 郁多男. 生理学与病理生理学[M]. 北京:科学出版社,2018:135-140.

[18] 张朝佑. 人体解剖学[M]. 3版. 北京:人民卫生出版社,2009:495-587.

[19] 郑恒,刘其礼. 生理学[M]. 2版. 北京:人民卫生出版社,2017:126-145.

[20] 邹万忠. 肾活检病理学[M]. 4版. 北京：北京大学医学出版社，2017：69-219.

[21] 邹仲之，李继承. 组织学与胚胎学[M]. 8版. 北京：人民卫生出版社，2013：178-187，189-197.

彩　图

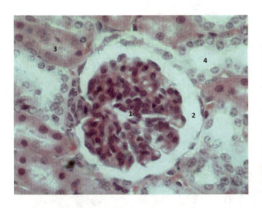

1. 血管球；2. 肾小囊腔；3. 近曲小管；4. 远曲小管。

图 1-12　肾皮质迷路光镜 1

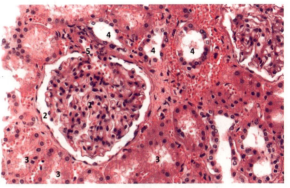

1. 血管球；2. 肾小囊腔；3. 近曲小管；4. 远曲小管；5. 入球微动脉。

图 1-13　肾皮质迷路光镜 2

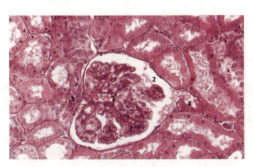

1. 血管球；2. 肾小囊腔；3. 血管极；4. 尿极。

图 1-14　肾皮质迷路光镜 3

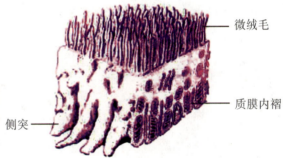

图 1-22　肾近端小管上皮细胞超微结构模式

泌尿系统及男性生殖系统

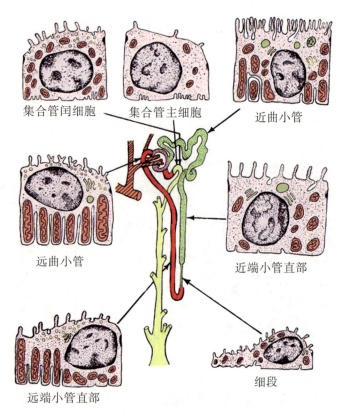

图 1-24 肾小管和集合管上皮细胞模式

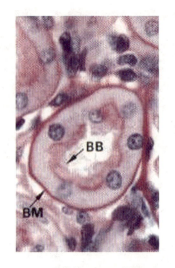

BB. 刷状缘；BM. 基膜。

图 1-23 肾近曲小管光镜

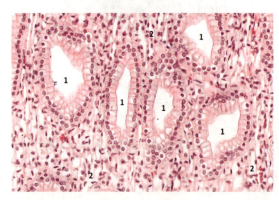

1. 集合管；2. 细段。

图 1-25 肾髓质深部横切面光镜

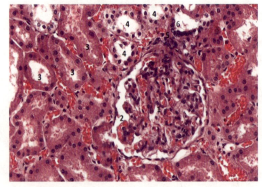

1. 血管球；2. 肾小囊腔；3. 近曲小管；
4. 远曲小管；5. 球外系膜细胞；6. 致密斑。

图 1-26 肾小体和球旁复合体光镜

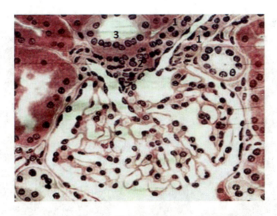

1. 球旁细胞；2. 球外系膜细胞；3. 致密斑。

图 1-27　球旁复合体光镜

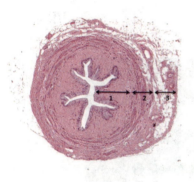 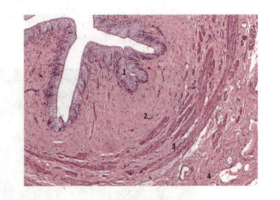

低倍镜　　　　　　　　　　　　　　　高倍镜

1. 黏膜；2. 肌层；3. 外膜。　　　　1. 黏膜变移上皮；2. 固有层；3. 肌层；4. 外膜。

图 1-32　输尿管光镜

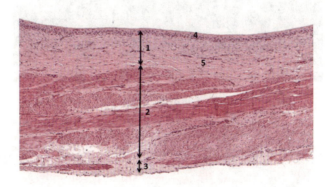

1. 黏膜；2. 肌层；3. 外膜；4. 黏膜变移上皮；5. 固有层。

图 1-36　膀胱组织结构光镜

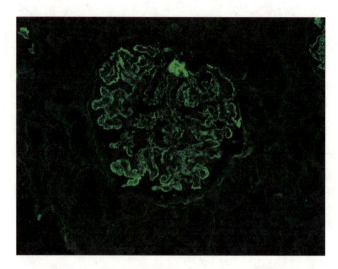

图3-1 循环免疫复合物在肾小球沉积的免疫荧光染色，显示 IgG 沿毛细血管基膜呈不连续的颗粒状沉积
（图片由广州金域医学检验提供）

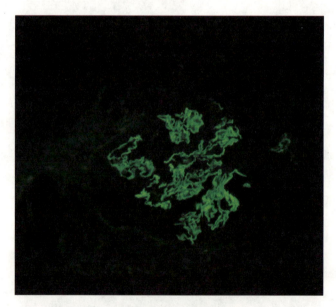

图3-2 原位免疫复合物在肾小球沉积的免疫荧光染色，显示 IgG 沿毛细血管基膜呈线性沉积
（图片由广州金域医学检验提供）

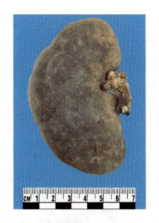

图3-3 弥漫性毛细血管内增生性肾小球肾炎(大体),显示肾脏体积增大,包膜紧张,颜色暗红,故称"大红肾"

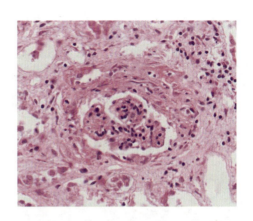

图3-5 新月体性肾小球肾炎(光镜下),显示肾小球壁层上皮细胞增生,形成新月体样结构

(图片来自数字人云平台)

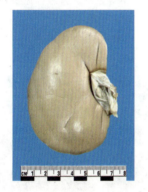

图3-6 膜性肾病(大体),显示肾脏体积增大,包膜紧张,颜色苍白,故称"大白肾"

(图片来自数字人云平台)

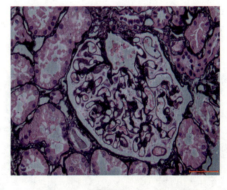

图3-7 膜性肾病,六胺银染色显示基膜增厚、钉突形成

(图片由广州金域医学检验提供)

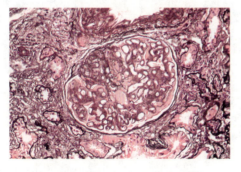

图3-8 膜增生性肾小球肾炎,六胺银染色显示双轨征

(图片由广州金域医学检验提供)

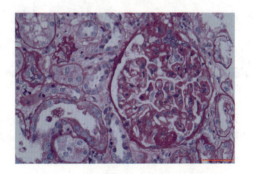

图3-9 局灶性节段性肾小球硬化,PAS染色显示肾小球部分毛细血管袢玻变硬化

(图片由广州金域医学检验提供)

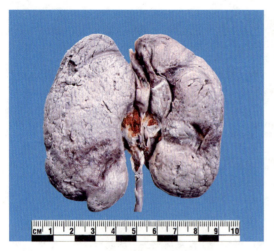

图 3-11 慢性肾小球肾炎（大体），显示双肾体积缩小，表面呈细颗粒状

（图片来自数字人云平台）

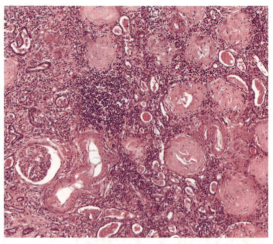

图 3-12 慢性肾小球肾炎，显示肾小球玻变硬化，肾小管萎缩，管腔内见蛋白管型，肾间质纤维化，炎症细胞浸润

（图片来自数字人云平台）

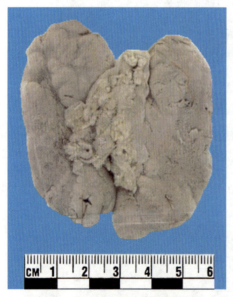

图 3-13 慢性肾盂肾炎（大体），显示肾脏体积缩小，表面呈不规则瘢痕样改变

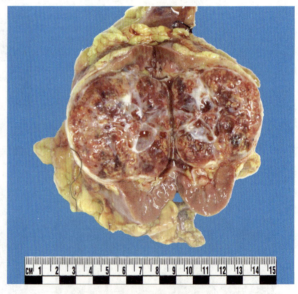

图 3-14 肾细胞癌（大体），显示肾脏中部巨大肿块，累及肾盂，肿块边界较清楚，切面呈灰、红、白、黄色"多彩状"

彩 图

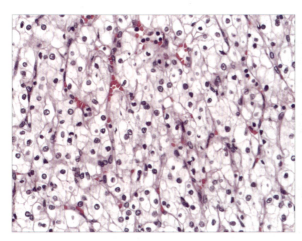

图 3-15　肾透明细胞癌（光镜下）

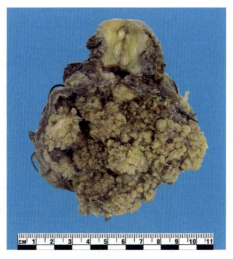

图 3-16　膀胱尿路上皮癌（大体），显示膀胱腔内充满灰白色菜花状肿块

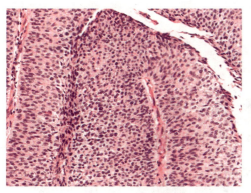

图 3-17　膀胱非浸润性乳头状尿路上皮癌（光镜下）

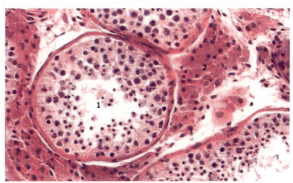

1. 生精小管；2. 睾丸间质。
图 5-5　生精小管和睾丸间质光镜图（HE 染色）

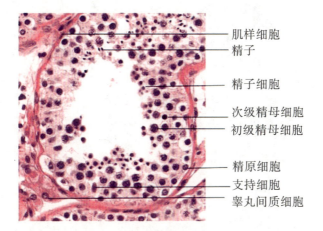

― 肌样细胞
― 精子
― 精子细胞
― 次级精母细胞
― 初级精母细胞
― 精原细胞
― 支持细胞
― 睾丸间质细胞

图 5-6　生精小管和睾丸间质光镜图（HE 染色）

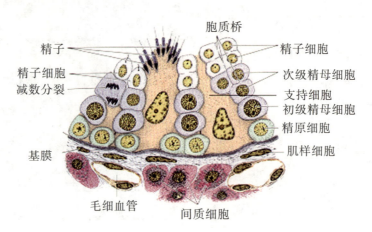

图 5-7　生精细胞与支持细胞关系模式

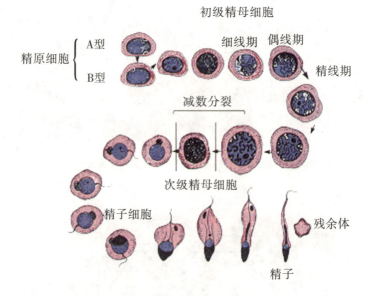

图 5-8　精子发生示意

彩 图

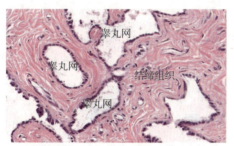

图 5-10 精子涂片

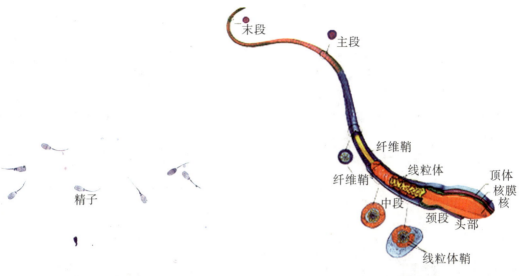

图 5-11 精子超微结构模式

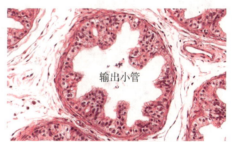

图 5-12 睾丸网光镜

图 5-13 输出小管光镜

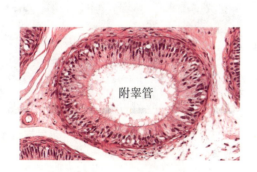

图 5-14 附睾管光镜

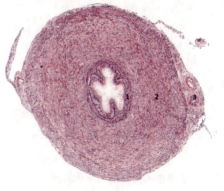

1. 黏膜；2. 肌层；3. 外膜。
图 5-16 输精管光镜

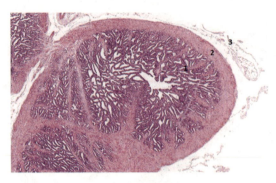

1. 黏膜；2. 肌层；3. 外膜。

图 5-19　精囊光镜

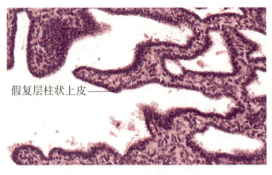

图 5-20　精囊腺上皮光镜

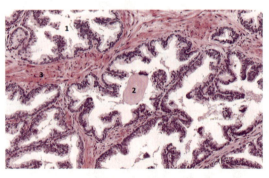

1. 腺泡；2. 前列腺凝固体；3. 平滑肌。

图 5-22　前列腺光镜

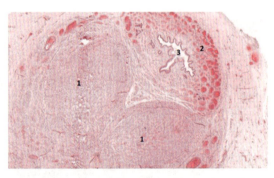

1. 阴茎海绵体；2. 尿道海绵体；3. 尿道。

图 5-26　阴茎光镜

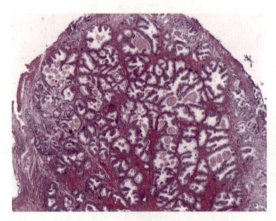

图 7-1　良性前列腺增生（光镜下），显示增生结节主要由不同比例的腺体和间质构成

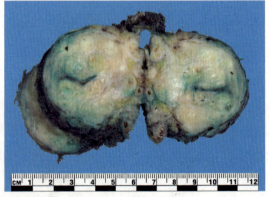

图 7-2　前列腺癌（大体），显示尿道周围灰白、灰黄色结节状肿块

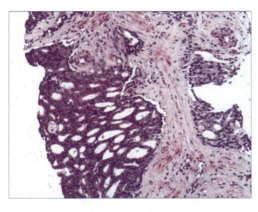

图7-3 前列腺癌（光镜下），显示肿瘤细胞由单层上皮构成，呈筛状或实性片状状排列

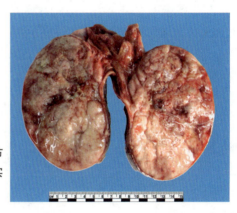

图7-4 睾丸精原细胞瘤（大体），显示睾丸结节状肿块，表面被薄层纤维血管膜包裹，切面淡黄色，实性增生，质韧，取代整个睾丸